高次脳機能障害豆ブック

編著｜伊林 克彦 新潟リハビリテーション大学大学院
リハビリテーション研究科高次脳機能障害コース教授

株式会社 新興医学出版社

Compact Book for
Higher Brain Dysfunction

Editors
Katsuhiko Ibayashi

© First edition, 2018 published by
SHINKOH IGAKU SHUPPAN CO. LTD., TOKYO.
Printed & bound in Japan

執筆者一覧

編集

伊林 克彦　博士（医学）

新潟リハビリテーション大学大学院

リハビリテーション研究科 高次脳機能障害コース 教授

執筆

伊林 克彦　博士（医学）

新潟リハビリテーション大学大学院

リハビリテーション研究科 高次脳機能障害コース 教授

阿志賀 大和　博士（歯学）

新潟リハビリテーション大学 医療学部

リハビリテーション学科 言語聴覚学専攻 助教

新垣 孝幸　修士（リハビリテーション医療学）

八千代リハビリテーション学院 作業療法学科 専任教員

推薦の序

　伊林克彦教授が「高次脳機能障害 豆ブック」を刊行されました．ポケットに入る小さな本で，臨床の場でも実習の席でも，そっと取り出してみて，いま問題になっている症状や障害の概要を，即座に復習し確認することができます．若い言語聴覚士やその学生諸君に非常に便利な本であろうと思われます．

　「苦労人」（くろうにん）という言葉があります．いまどきの流行語ではありませんが，苦労を積み重ねてきた人が，世情や人情に通暁して，他者の困難を敏感に察知する人柄になることをいいます．小生には，伊林先生こそまさに失語学の苦労人だと思われます．スポーツ事故で身体不如意になられ，それから言語聴覚学に進まれたと聞いております．専門課程の学習が人の何倍も困難だったでありましょう．すさまじい努力と勇気によってこれを克服され，最終的に学位を認められ，新潟リハビリテーション大学院の教授になられました．伊林先生はご自分が大変な苦難を経験されてきた方ですから，後輩や学生がどこでどういう困難にぶち当たってもがいているのかが，たなごころを差すようにおわかりになるのでしょう．本書はそういう先生が，この領域の若い後輩たちに，失語学の用語と概念のポイントをうまく短くさし示した手引書なのであります．

JCOPY 88002-193

伊林先生は，失語学・言語聴覚学の教育面で，非常にすぐれた方であると感じております．大学や大学院での講義のほかに，長年にわたって「新潟神経言語学セミナー」を主宰されてきました．大学でもセミナーでも，いつもおおぜいのお弟子さんや後輩にかこまれて，先生の周囲には談笑の集まりができます．卒業生の来し方行く末にこころを配り，論文でも学会でも，彼らの活動に対して助力を惜しみません．

　伊林先生は研究生活の途上で，カナダのルクール先生のところに留学されたことがあるそうです（リクールという表記もある）．これには驚きました．小生は，失語学でもっともえらい学者は誰かと質問されたら，パリのアラジュアニヌ先生の名を挙げることに躊躇しません．失語学研究に言語学者との共同研究を導入したもっとも初期の学者であり，再帰性発話もジャルゴンもアナルトリーも，その症状学は彼によってなされたと思います．その高弟がルクール先生なのです．つまり伊林先生は，アラジュアニヌ先生の孫弟子ということになります．それを聞いて以来，小生の眼には伊林先生の背後から後光のようなものが見えるようになりました．

　本書の成立には，彼のお弟子さんたちの協力が多々あったと聞いています．それは非常にいいことだった

と思います．学者がひとりよがりに難しいことを言っているだけでは，若い人たちはついていけません．失語学や神経心理学には，いつまでたってもペダンティックな雰囲気が消えないように思います．言語聴覚学がリハビリテーションの一環として，広く社会的にも認知され，多くの患者さんたちが期待を寄せている時代です．この学問が一部の高踏的な学者の専有物であったり，趣味的知識の蓄積だけであってはならないのです．用語や概念をわかりやすく解説するということが，現場をになう若い人たちに重要な意味を持っていると思うのです．

伊林先生にはいつもかたわらに直子夫人が控えておられます．今回も奥様がみごとに秘書の役割を果たしたのであろうと推定しています．お二人を見ていると，日本の古典的な「正しい」夫婦とおよびしたくなります．弟子，後輩，学生，奥様などなど．苦労人・伊林克彦先生が周囲のさまざまなアイデアを結集してまとめられた手引書であります．いま現場で苦労している若い人たちにおすすめする次第であります．

2018 年夏

波多野和夫

JCOPY 88002-193

はじめに

　数年前，実習から戻ってきた学生が，当時手掛けていた「神経心理学の要点」の原稿を見て，「このような本を実習前や実習中に簡単に見ることができたら大変助かったのに」と言うのを聞いた．また，知人の介護分野で働く人からも「もう少し言語障害や脳の疾患についての知識が得られれば仕事上大変助かるのですが…」と声をかけられた．

　本書は，このような学生や医療を中心とした職業人にとって，簡便で常にポケットに入れて持ち歩くことができ，いつでも確認したいときに調べることのできるものを目指した．

　高次脳機能障害とは，『運動の麻痺や失調，不随意運動，感覚の鈍麻，視覚や聴覚の知覚障害といった要素的な症状では説明のつかない行為，認知，言語，記憶などの障害，および注意や遂行機能，社会的行動など高次の精神活動が障害された状態』であるとされている．症状は，言語機能が障害されると失語症，対象を認知する機能が障害されると失認症，行為の障害は失行症などのように名称が変わり，さまざまな症状が存在する．それらの評価は，検査のみに頼るのではなく，日常の様子もしっかり観察することが重要である．また，評価で終わるのではなく，訓練を含めた介入も必要であるため，本書では代表的な訓練法についても記

載するよう努めた．さらに，高次脳機能障害以外にも臨床上よく目にする精神的な症状や発話の症状についても，いくつか載せることができた．少しでも臨床の場でお役にたてれば著者として大きな喜びである．なお，本書の特色を超えたより正確で詳細な知識を深めたい場合には，当該領域の文献や成書を参照していただきたい．

2018 年 6 月

編著　伊林克彦

CONTENTS

1. 中枢神経系の解剖

1. 中枢神経系の概観 ……………………… 16
2. 大脳の部位と機能 ……………………… 17
3. MRI の見方 …………………………… 19
4. CT の見方 …………………………… 21

2. 意識障害

1. 意識障害 ……………………………… 22
2. 閉じこめ症候群 ………………………… 26

3. 注意障害

1. 注意障害 ……………………………… 28
2. 全般性注意障害 ………………………… 30
3. 方向性注意障害 ………………………… 32
4. ペーシング障害 ………………………… 34

4. 行為の障害

1. 失行 …………………………………… 35
2. 観念運動失行 …………………………… 36
3. 観念失行 ……………………………… 38
4. 肢節運動失行 …………………………… 40
5. 口部顔面失行 …………………………… 42
6. 着衣失行 ……………………………… 44
7. 使用行動 ……………………………… 46
8. 模倣行動 ……………………………… 47
9. 構成障害 ……………………………… 48

5. 認知の障害

1. 失認 ·· 49
2. 統覚型視覚失認 ······························ 50
3. 連合型視覚失認 ······························ 52
4. 統合型視覚失認 ······························ 54
5. 相貌失認 ··· 56
6. 色名呼称障害 ··································· 58
7. 純粋語聾 ··· 59
8. 環境音失認 ······································ 61
9. 広義の聴覚失認 ······························ 62
10. 皮質聾 ·· 64
11. 感覚性失音楽 ··································· 65
12. 触覚失認 ··· 66
13. 半側身体失認 ··································· 67
14. 病態失認 ··· 69
15. Anton 症候群 ·································· 70

6. 失語症

1. 失語症 ·· 71
2. ブローカ失語 ··································· 74
3. ウェルニッケ失語 ···························· 76
4. 伝導失語 ··· 78
5. 全失語 ·· 80
6. 失名詞失語 ······································ 82
7. 超皮質性運動失語 ···························· 83
8. 超皮質性感覚失語 ···························· 85
9. 混合型超皮質性失語 ························· 87
10. 語義失語 ··· 89
11. 皮質下性失語 ··································· 91
12. 音韻失語 ··· 93

13. 表層失語	95
14. 深層失語	97
15. 視覚失語	99
16. 発語失行	101

7. 失読失書，失算

1. 失読，失書	103
2. 純粋失読	104
3. 純粋失書	106
4. 失読失書	107
5. 音韻失読	108
6. 表層失読	110
7. 深層失読	112
8. 失算	114

8. 視空間認知障害

1. 視空間認知障害	115
2. 半側空間無視	116
3. 街並失認	118
4. 道順障害	119
5. Bálint 症候群	120

9. 前頭葉機能障害

1. 前頭葉機能障害	122
2. 遂行機能障害	123
3. 性格変化	125
4. 把握現象	126
5. 拮抗失行	127
6. 他人の手徴候	128
7. 道具の強迫的使用	130

    8. 被影響性症状 …………………………… 131
    9. 運動開始困難 …………………………… 133
    10. 運動維持困難 …………………………… 134
    11. 感情失禁 ………………………………… 135
    12. 脱抑制 …………………………………… 137
    13. 保続 ……………………………………… 139
    14. 意欲障害 ………………………………… 141

10. 半球離断症候群

    1. 半球離断症候群 ………………………… 142
    2. 左手優位の症状 ………………………… 145
    3. 右手優位の症状 ………………………… 146

11. 記憶障害

    1. 健忘 ……………………………………… 147
    2. 前向性健忘 ……………………………… 149
    3. 逆向性健忘 ……………………………… 151
    4. 作業記憶障害 …………………………… 153
    5. 作話 ……………………………………… 155
    6. コルサコフ症候群 ……………………… 156

12. 認知症

    1. 認知症 …………………………………… 158
    2. 脳血管障害型認知症 …………………… 161
    3. アルツハイマー型認知症 ……………… 162
    4. 前頭側頭型認知症 ……………………… 164
    5. レヴィー小体型認知症 ………………… 166

13. ゲルストマン症候群

    ゲルストマン症候群 ……………………… 168

JCOPY 88002-193

13

14. 運動障害性構音障害

1. 運動障害性構音障害 ……………………… 169
2. 痙性構音障害 ……………………………… 171
3. 弛緩性構音障害 …………………………… 172
4. 運動過多性構音障害 ……………………… 173
5. 運動低下性構音障害 ……………………… 174
6. 失調性構音障害 …………………………… 175
7. UUMN 構音障害 ………………………… 177

15. 脳卒中後のうつ病

脳卒中後のうつ病 ………………………………… 179

16. 変性疾患

1. パーキンソン病 …………………………… 181
2. 筋萎縮性側索硬化症 ……………………… 182
3. 脊髄小脳変性症 …………………………… 183
4. 重症筋無力症 ……………………………… 185

≪用語解説≫

▶ PET と SPECT ………………………………… 19
▶ 身体パラフレニア ……………………………… 68
▶ 音韻性錯語と語性錯語 ………………………… 75
▶ 流暢性と非流暢性/文法の障害/発語失行/プロソディ … 75
▶ 語聾と語漏 ……………………………………… 77
▶ ジャルゴンとその種類 ………………………… 77
▶ 常同言語 ………………………………………… 81
▶ 迂言 ……………………………………………… 82
▶「超皮質性」とは ………………………………… 84
▶ 反響言語（エコラリア）……………………… 86
▶ 反復言語（同語反復症）……………………… 87
▶ ロゴジェン・モデル …………………………… 96

- ▶ 非失語性呼称障害 ……………………………………………… 100
- ▶ 音の誤りの種類 …………………………………………………… 101
- ▶ なぞり読み（schreibendes lesen） ……………………… 105
- ▶ 錐体路と錐体外路 ……………………………………………… 122
- ▶ 利用行動と模倣行動 …………………………………………… 132
- ▶ 脳梁 ………………………………………………………………… 143
- ▶ Pick 病 …………………………………………………………… 164
- ▶ 嗄声の種類とその尺度（GRBAS 尺度） …………………… 178
- ▶ 小脳性運動失調 ………………………………………………… 183
- ▶ 神経の変性 ……………………………………………………… 184

≪コラム≫

コラム 1	「高次脳機能障害」と「神経心理学」の違い ……… 18
コラム 2	CT と MRI の特徴 …………………………………… 19
コラム 3	2 種類の高次脳機能障害 …………………………… 24
コラム 4	初回評価のポイント ………………………………… 25
コラム 5	せん妄/錯乱/失外套症候群 ………………………… 27
コラム 6	Brodmann の脳地図 ① ……………………………… 31
コラム 7	「観念運動失行」と「観念失行」の違い ………… 39
コラム 8	Brodmann の脳地図 ② ……………………………… 55
コラム 9	「半側身体失認」と「半側空間無視」の違い ……… 68
コラム10	Brodmann の脳地図 ③ ……………………………… 115
コラム11	脳梁離断で生じるその他の症状 ………………… 129
コラム12	高次脳機能とノーベル賞 ………………………… 129
コラム13	Brodmann の脳地図 ④ ……………………………… 136
コラム14	ワーキングメモリ（作業記憶）とは ……………… 154
コラム15	Brodmann の脳地図 ⑤ ……………………………… 157
コラム16	認知症の診断に用いる神経心理学的検査以外の評価
	………………………………………………………… 160
コラム17	認知症の薬物療法 ………………………………… 163
コラム18	治療可能な認知症（treatable dementia） ………… 165
コラム19	「運動障害性構音障害」と「発語失行」の違い … 170
コラム20	錐体路徴候と錐体外路徴候 ……………………… 183

1-1. 中枢神経系の概観

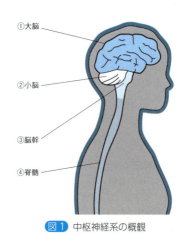

図1 中枢神経系の概観

 中枢神経系(central nervous system:CNS)の概略は大きく以下の①〜④に分けられる.

①大脳:1,450g 程度の大きさで左右2つの半球に分かれ,それぞれ前頭葉,頭頂葉,側頭葉,後頭葉に4つの葉を有する(p. 17, 18参照).左半球は言語や論理的思考に優れ,右半球は空間的かつ構成の面での働きに長けている.

②小脳:運動,構音,声の大きさや高さ等に関与し,傷害された場合には失調が生じる.(構音の障害については p. 175, 失調性構音障害の項目を参照.)

③脳幹:一般に中脳,橋,延髄の組織から成り,内部は脳幹網様体により意識や呼吸などに関わっている.12対の脳神経もここから出ており,顔面頭部のさまざまな機能を担っている.

④脊髄:対側の四肢の運動や感覚に関与している31対の脊髄神経を有する.脊髄最下部は馬の尾に似た形態から馬尾と呼ばれる.

1-2. 大脳の部位と機能

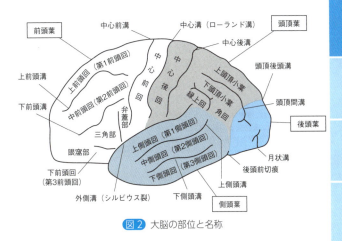

図2 大脳の部位と名称

前頭葉

半球脳葉の3分の1を占め，前方は前頭前野と呼ばれ，注意や遂行機能，創造，思考等の機能を有する．下方は表出を主とした言語活動に関与し，後方は反対側の骨格筋を支配している．

頭頂葉

前方では表在感覚や深部感覚等の体性感覚を担い，その後方では対側の空間知覚を支配している．下方では読み書きや構成行為の役割を果たしている．

側頭葉

聴覚を中心とする働きをしており，上方中央部は聴覚中枢，その後方は言語音を理解する聴覚連合野が位置する．聴覚的な記憶にも深く関与している．

後頭葉

　視覚を中心とした働きを有しており，最後方部は中枢，その周囲に色や奥行，動体視力等の連合野が存在する．

＊コラム1＊　「高次脳機能障害」と「神経心理学」の違い

　高次脳機能障害は，10〜15年程前には神経心理学ともいわれ，主に失語・失行・失認などの巣症状を対象とした学問領域であった．現在は，高次脳機能障害と神経心理学はほぼ同義として使われている．

1-3. MRI の見方

MRI（Magnetic Resonance Imaging，核磁気共鳴画像）とは，磁場を用いた撮影法である．ラジオ波を加えられたプロトンが戻る緩和時間の違いにより T_1 強調画像と T_2 強調画像に分けられる．両者の違いは脳室をみることで容易に判断でき，T_1 強調画像では脳実質より黒く T_2 強調画像では白く描出される．

出血は T_1 強調画像では出血時に高信号強度となり，時間の経過とともに低信号強度となる．一方，T_2 強調画像では出血時に低信号強度を示す．梗塞は T_1 強調画像では低信号強度で，T_2 強調画像では高信号強度となる．

《用語解説》

PET（positron emission tomography）

被験者に放射性の識別能力のあるブドウ糖を注入し撮影する技術で，投与された放射性同位元素（RI：Radio Isotope）から放出される放射線活性を検出し，RIの脳内分布の状態を三次元的に画像化したもの．

大脳における複数の機能を検索するうえで，極めて高い能力を有している．局所脳血流量，局所脳血液量，局所脳糖代謝，局所脳酸素代謝などを非侵襲的に生体内で計測することで，脳の各部位における機能を知ることができる．

SPECT（single photon emission computed tomography）

ガンマ線を放出する放射能複合物を被験者に注入し，それが脳に達すると放射線が計測され，脳の三次元横断面における代謝パターンや血流が画像化される．大脳皮質から深部の病巣に対応でき，画像では色彩により血流量を視覚的に捉えることができる．もっとも赤い部分は豊富な血流量を示し，黄色，緑と変化するにつれ血流量の低下とともに脳の機能も低下していることを示している．PETに比べ安価で，比較的小さい医療施設でも購入が可能である．

コラム2 CTとMRIの特徴

撮像時間が短いため，出血か梗塞かを見分けるためには通常CTが用いられる．MRIでのFLAIR画像では，脳室周辺など深部の病巣をより詳細にみることができ，拡散強調画像では極急性期の梗塞巣を確認することができる．

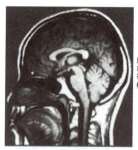
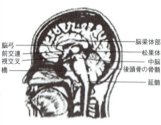

脳梁体部
脳弓
前交連
視交叉
橋
松果体
中脳
後頭骨の骨髄
延髄

図3 脳の矢状断（脳の側面より反対側にかけてスライスした断面）
正中の脳梁や中脳，延髄等の脳幹部もみられる．

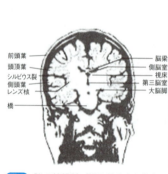
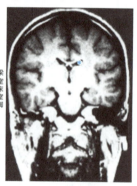

前頭葉
頭頂葉
シルビウス裂
側頭葉
レンズ核
橋

脳梁
側脳室
視床
第三脳室
大脳脚

図4 脳の前額断（脳の前方より後方にかけてスライスした断面）
側脳室（＊印）や第三脳室およびシルビウス溝等が描出されている．

1-4. CTの見方

　CT（Computed Tomography，コンピュータ断層撮影）とは，X線を用いて脳内の切断層をコンピューターで処理し画像化したものである．X線の透化率が各組織や器官の濃度を変え，吸収域値の高い組織は高吸収域（HDA），低い組織は低吸収域（LDA）で表される．

　出血は高吸収域として示され，血腫が吸収されるに従い低吸収域となっていく．一方，梗塞巣は低吸収域として示される．出血性梗塞の場合には，低吸収域の中に高吸収域を含むような画像を呈する．

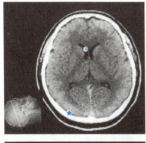
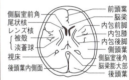

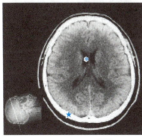
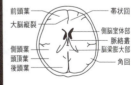

図5 頭部CTの見方

高吸収域は★で示されるように白く写り（図では例として骨を示している），低吸収域では＊で示されるように黒っぽく写る（図では例として側脳室を示している）．

2-1. 意識障害
unconciousness

症状

急性期にみられることが多く，傾眠から深昏睡まで幅広い症状を示し，高次脳機能障害の背景要因にもなる．
意識の座とも呼ばれる中脳が脳血管障害や外傷などにより損傷もしくは圧排を受けたときに生じる．
傾眠とは，いわゆるウトウトした状態で，声かけにより覚醒することができる．深昏睡とは，あらゆる刺激にも反応することができない重度の意識障害をさす．

主な病巣

大脳の広範な損傷，脳幹（中脳，脳幹網様体など）に損傷が及んだ場合に生じる．

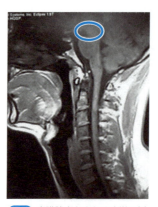

図6 意識障害をきたす病巣の例
中脳正中部に相当する領域を例として示す（○で囲んだ箇所）．画像は健常者のMRI T₁強調画像である．

主な評価法・検査法

●グラスゴー昏睡尺度（GCS：Glasgow Coma Scale）

GCSでは開眼，言語反応，運動反応の反応様式に基づき点数化して採点する．点数が大きいほど反応は良好である．細かな反応を評価できる反面，同じ点数でも状態が異なり得る．

●日本式昏睡尺度（JCS：Japan Coma Scale）

JCSは全体の反応から段階に分け評価する．数字が大きいほど反応が悪い，つまり意識障害が重いことを意味する．反応様式によって段階が異なるため評価しやすいが，細かな反応を捉えにくい．

表1 グラスゴー昏睡尺度

観察項目	反応	スコア
開眼（E）	自発的に開眼	4
	呼びかけにより開眼	3
	痛み刺激により開眼	2
	全く開眼しない	1
言語反応（V）	見当識あり	5
	混乱した会話	4
	混乱した言葉	3
	理解不能な音声	2
	発声もみられない	1
運動反応（M）	命令に従う	6
	疼痛部を自覚している	5
	嫌がるように四肢屈曲する	4
	異常屈曲	3
	伸展する	2
	四肢を全く動かさない	1

表2 日本式昏睡尺度

		刺激しなくても覚醒している状態
Ⅰ	1	大体意識清明だが，いま一つはっきりしない
	2	時・人・場所がわからない
	3	自分の名前，生年月日が言えない
		刺激すると覚醒する状態
Ⅱ	10	普通の呼びかけで容易に開眼
	20	大きな声または体を揺さぶることで開眼
	30	痛刺激を加えつつ呼びかけを繰り返すと，かろうじて開眼
		刺激しても覚醒しない状態
Ⅲ	100	痛刺激に対し，払いのけるような動作をする
	200	痛刺激で少し手足を動かしたり，顔をしかめる
	300	痛刺激に全く反応しない

※意識が清明な場合は0とする.

● 聴性脳幹反応（ABR：Auditory Brainstem Response）

　脳死判定にも用いられる聴覚伝導路の蝸牛神経から聴覚皮質までの機能について調べる検査法である．中脳の下丘にあたる第Ⅴ波は最後まで残るためもっとも重要とされる．ただし，第Ⅰ波は蝸牛神経にあたり脳幹には含まれないため注意が必要である．

　乳幼児の聴覚機能の検査や機能的聴覚障害，聴神経腫瘍の診断にも用いられる．

＊コラム3＊　2種類の高次脳機能障害

　高次脳機能障害には，「学術的」な意味として使われるものと，「行政的」な意味として使われるものの2種類がある．前者は，限局性の病巣を有する脳血管障害の後遺症として失語や失行，失認といった巣症状を呈するもので，高齢者に多い．一方，後者は，交通事故などによる頭部外傷の後遺症として生じる複合的で，多彩な症状を指し，主に注意障害，記憶障害，遂行機能障害，社会的行動障害などが含まれ，若年者に多いとされる．精神障害者保健福祉手帳の対象となることもある．

＊コラム4＊　初回評価のポイント

　対象者に向かい，検査を行うまでにもさまざまな情報が得られるため，そこから得られる情報にも注意する．主な点として以下のことに注意する．

1. 開眼はしているか．開眼していない場合にはどのような刺激を与えれば開眼をするのか，または刺激を与えても開眼しないのか．開眼してはいないが反応を示す場合もあるので注意が必要である．
    →意識障害
2. 体幹や頭頸部の角度や視線の方向．
    →体幹の筋力や半側空間無視など
3. 口部顔面や四肢に左右差などはあるか．流涎はあるか．
    →麻痺
4. 挨拶を交わした際の反応が即座に返ってくるかどうか．声かけに対しどちらを向くか，視線が合うか．
    →意識障害，聴覚障害，半側空間無視など
5. 挨拶は言語的な反応か，それとも非言語的な反応か．反応は適切なものか．
    →意識障害，聴覚障害，聴覚的理解，言語表出能力
6. 会話中の反応は速やかか，発話明瞭度はどうか，会話が噛み合っているか，声の大きさはどうか，聴力や聴覚的理解はどうか．
    →意識障害，失語症，構音障害，聴覚障害など

　対象者の緊張を解き，ラポート（信頼関係）を築くためにも，上に示すポイントに注意しつつ，一見評価とは関係のないような会話を行ないがら，症状に適した評価を行う．

---

1 中枢神経系

2 意識障害

3 注意障害

4 失行・行為

5 失認等

6 失語症

7 失読等

8 視空間認知障害

25

2-2. 閉じこめ症候群
Locked-in syndrome

症状

閉じこめ症候群は，一見，意識障害でまったく反応がないように見えるが，意識は清明で，思考や判断，内言語などの精神活動は正常とされる．そのため，意識障害と鑑別を要するものとして，ここに記載する．口腔構音器官および四肢の麻痺を伴い，眼球の随意運動以外に意思を伝える方法がないことが多い．また，眼球運動まで困難な例もあるとされる．

脳波は正常であるとされる．つまり，脳波は覚醒時には覚醒パターンを示す．

主な病巣

病巣は，橋腹側面，橋底部（橋延髄）などの脳幹とする報告がある．

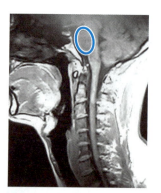

図7 閉じこめ症候群をきたす病巣の例
橋正中部に相当する領域を例として示す（○で囲んだ箇所）．画像は健常者のMRI T₁強調画像である．

主な評価法

検者の指示に対し，眼球の動きやまばたきにて応答可能か，およびその一貫性をみる．

主な訓練法

50音を読み上げ伝えたい音のところで瞬きなどの合図を行う（聴覚走査法），透明文字盤を用いるなど，意思表出の手段を確立する．

> **＊コラム 5＊　その他の意識障害**
>
> **せん妄**
> ぼんやりして，意思疎通はできるがまとまりに欠け，十分ではない．不安などを感じることも多い．軽度の意識障害に加え，注意障害も本症状の基盤をなすと考えられている．夜間に出現しやすく，夜間に生じるものを特に夜間せん妄という．
>
> **錯乱**
> 脳血管障害や頭部外傷の急性期にみられ，意識障害と覚醒の間の状態とされる．語感からは精神状態が重度に障害されているようにとれるが，必ずしもそうではなく，対象物の認知，動作や系統立てた行為などが困難となる．
>
> **失外套症候群**
> 大脳皮質レベルの高次な精神活動が重度に損なわれた状態で，言語，行為，認知などは障害されるが，睡眠・覚醒のリズムや反射レベルの反応は保たれる．

3-1. 注意障害
attentional deficit

症状

注意障害は, 高次脳機能障害の1つの症状であると考えられる. しかし, 意識と同様, 大脳の機能全般の基盤をなすものでもあり, 他の高次脳機能に影響する要因としても重要である. 注意は大きく分けて, 全般性 (汎用) 注意と方向性 (空間性) 注意に分類される.

主な病巣

全般性注意障害, 方向性注意障害で異なるが, 右半球が重要視されることが多い.

詳細については, 各項目を参照.

主な評価法・検査法

◉標準注意検査法
(CAT：Clinical Assessment for Attention)

日本高次脳機能障害学会により作成された検査で, 標準化されたものとして広く用いられている.

下記の7つのサブテストから成り立っている.

1. Span
2. Cancellation and Detection Test (抹消・検出課題)
   1) Visual Cancellation Task (視覚性抹消課題)
   2) Auditory Detection Task (聴覚性検出課題)
3. Symbol Digit Modalities Test (SDMT)
4. Memory Updating Test (記憶更新課題)
5. Paced Auditory Serial Addition Test (PASAT)
6. Position Stroop Test (上中下検査)
7. Continuous Performance Test (CPT)

◉Trail Making Test (TMT)

標準化はされていないが, 注意持続と選択と注意の転換や配分について, 簡易に短時間で検査・評価できる.

Part A と B からなる. Part A は数字を順に結んでいくもの

で，Part B は数字とかな文字を交互に結ぶものである．

●かなひろいテスト

　課題中のひらがなの中から「あ・い・う・え・お」のみに○をつけ，2 分間での作業数，正答数，誤答数から評価を行う．課題には無意味綴り課題と物語文課題がある．物語文課題では，どのような語を想起したかについて確認することも重要であると指摘されている．

3-2. 全般性注意障害
generalized attention deficit

症状

すべての高次脳機能の基礎となり，高次脳機能のさまざまな過程に直接・間接的に影響を及ぼす注意機能の障害である．意識水準は一定に保たれる．

具体的には，思考がまとまらず，話の内容や行動に一貫性や計画性がみられなくなる．他には集中力を欠き，持続して取り組むことが困難となったり，周りの刺激に注意が向きやすくなるといったことが生じる．

主な病巣

脳幹，前脳基底部，大脳皮質後方連合領域および前方連合領域といった広範な領域が関係しているとされ，特に右半球の関与が大きいと言われている．

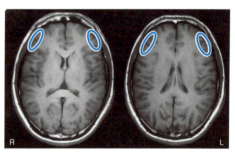

図8 全般性注意障害をきたす病巣の例
前方連合領域（前頭眼野）を例として示す（○で囲んだ箇所）．画像は健常者のMRI T_1 強調画像である．

主な評価法・検査法

- 標準注意検査法（CAT）
- TMT

◉かなひろいテスト
◉日常生活場面の観察

　ぼんやりしている，落ち着きがない，話の理解が悪い，言い間違いが多い，応答や話がゆっくりだったり一貫性がない，記憶や暗算が困難，考えがまとまらないなどといった症状の有無や頻度をみる.

主な訓練法

　単純反応課題，選択末梢課題，交代性課題，自己教示法，環境調整など.

＊コラム 6 ＊　　Brodmann の脳地図 ①

　脳の表面を区分けし，それぞれに番号をふることで脳の各部位の機能局在を表しているものを脳地図という．なかでも成書などに記載されていることが多く，よく知られているものが Brodmann のものである.

3-3. 方向性注意障害
directed attention deficit

症状

選択性注意の障害の1つとされ,空間性注意障害とも呼ばれる.注意を外界の刺激に対して必要に応じて移すことが障害された状態.空間の一定方向へ注意を向かせることが障害されたものが半側空間無視である.半側空間無視については p.116 を参照.

主な病巣

前頭眼野,頭頂葉後部,線条体,視床,帯状回などのネットワーク.特に右半球が重要とされる.

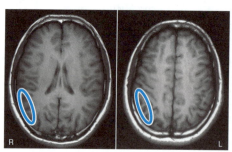

図9 方向性注意障害をきたす病巣の例
頭頂葉後部を例として示す(〇で囲んだ箇所).画像は健常者の MRI T₁ 強調画像である.

主な評価法・検査法

- TMT
- 行動性無視検査日本版
 (BIT:Behavioural Inattention Test)
 日本人高齢者向けに作製され,また,健常人ならびに脳損傷患者のデータをもとに,正常値と妥当性が確立されている.日

常生活や訓練場面における半側空間無視発現の予測や訓練課題の選択への指針が得られる.

線分二等分検査, 末梢検査, 模写検査, 描画検査が含まれる.

主な訓練法

半側空間無視の項（p. 116）参照.

3-4. ペーシング障害
pacing deficit

症状

右半球症状の1つで注意障害の亜型とされ，動作を行う際に状況に合わせペースを調節することができず，せっかちだったり，不用心で短絡的な行動がみられる症状をいう．

主な病巣

右半球が主に考えられているが，詳しい病巣については未だ具体的に特定されていない．感覚運動関連領域（前頭葉後半～頭頂葉前半部，皮質下領域）が関連しているとする考えもある．

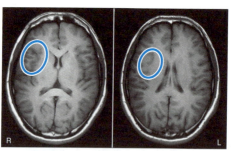

図10 ペーシング障害をきたす病巣の例
右半球皮質下領域（前頭葉後半部から頭頂葉前半部）を例として示す（○で囲んだ箇所）．画像は健常者のMRI T_1 強調画像である．

主な評価法

●日常生活場面の観察
動作観察．具体的には，日常生活場面の中でゆっくりと行うよう指示しても動作が速くなったり，系統立てた行為の順序を飛ばしてしまうことがないかを観察する．その他に課題場面や車椅子への移乗での粗雑な動作，不用意な行動などがみられないかについても観察する．

4-1. 失行
apraxia

失行とは

　運動器官に麻痺や不随意運動，失調などがなく，また認知面に明らかな異常がないにもかかわらず，目的に沿った各々の運動パターンに即した合目的的な運動を遂行できない状態．

　側頭葉後部に入力された聴覚情報や後頭葉に入力された視覚情報は，通常口頭命令や摸倣命令を行う前頭葉の運動野へ集められる．しかし，頭頂葉に病巣があるため上縦束などの連合線維束を介しての情報が伝わらないために起こる症状である．

　検査場面のみで症状が現れるタイプと，検査場面でも日常生活場面でも症状が出現するタイプがある．また，両上肢に症状が出現するタイプや病巣とは反対側の上肢にのみ症状の現れるタイプがあり，評価を行う際には検査場面や片側の上肢だけでなく，日常生活場面の観察や両側の上肢の評価は欠かせない．さらに，上肢だけでなく，口部顔面や下肢にも出現するタイプがあるとされるため，詳細な評価が必要である．

　それぞれの症状については，各項目を参照されたい．

主な評価法・検査法

◉標準高次動作性検査
(SPTA：Standard Processing Test of Action)
　日本高次脳機能障害学会により作成された，失行を評価する代表的な検査である．上肢のみならず，口部顔面，下肢についての評価項目も含まれている．

◉WAB 失語症検査内の失行検査
　失語症の包括的検査の1つで，検査の得点から失語症のタイプ分類を試みている．結果から失語指数が算出可能で，また失行や半側空間無視などの検査項目を合わせて行うことで大脳皮質指数も算出できる．

◉日常生活場面の観察
　各項目を参照されたい．

JCOPY 88002-193

4-2. 観念運動失行
ideomotor apraxia

症状

　歯を磨く，櫛で髪をとかすなど，日常生活で習慣的に行われている，物品を使用した運動や行為を意図的に行うことが困難な状態．意識せずに行うことは可能でも，同じ運動を意図的にはできないことが特徴とされる．模倣よりも口頭命令による動作が困難である．
　左病巣が障害されると両手に症状が出やすい．

主な病巣

　左頭頂葉を中心に前頭・側頭葉を一部含む領域とされている．
　中心溝をまず見つけ，そのやや後方領域が当該失行の中心的な病巣であることを念頭に置く．

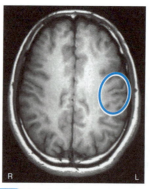

図11　観念運動失行をきたす病巣の例
左半球中心前回から頭頂葉前方部を例として示す（○で囲んだ箇所）．画像は健常者のMRI T_1 強調画像である．

主な評価法・検査法

◉標準高次動作性検査（SPTA）
◉WAB 失語症検査内の失行検査
◉日常生活場面の観察

　検査場面では「さようなら」と手を振ることを指示してもできないが，退室時には自然と手を振ることができたり，櫛を使用するよう指示しても困難であったり不自然であるにもかかわらず，病棟では髪を櫛でといているといったように，検査場面と日常生活場面で乖離がみられないか観察する．

主な訓練法

　道具や行為の手順の提示，場面設定，行為の言語化など．
　検者の動作を模倣させたり，視覚的に確認しやすい動作から模倣を促し，可能であれば口頭指示のみで行わせる．言語的に上肢の正しい使い方を誘導する（例：手首だけを動かしてください）．鏡を用い行為の確認をさせる．動作の手がかりとして実物や絵を提示し，正しい動作を生起しやすくする．

4-3. 観念失行
ideational apraxia

症状

対象の認知や運動機能などに問題がないにもかかわらず, ガスコンロでお湯を沸かし, お茶を入れるまでの一連の行為（急須に茶葉を入れる, 急須に湯を注ぐ, 湯飲みに茶を注ぐなど）やその他の生活道具を使用した作業が正しく行えない状態.

左病巣で両手に症状が出やすい.

主な病巣

左頭頂葉から一部後頭葉を含む領域とされている.

病巣が観念運動失行よりもやや後方とされるが, 部分的に病巣が重なり合うことが多い.

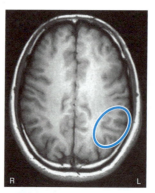

図12 観念失行をきたす病巣の例
左半球頭頂葉から一部後頭葉を含む領域を例として示す（○で囲んだ箇所）. 画像は健常者のMRI T₁強調画像である.

主な評価法・検査法

● 標準高次動作性検査（SPTA）
● WAB 失語症検査内の失行検査
● 日常生活場面の観察
　歯を磨こうとし，歯磨き粉が用意してあるにもかかわらず，それを歯ブラシにつけずに歯を磨こうとしたり，タバコを吸おうとしてタバコをくわえる前にライターを点けるなどの様子がみられないか観察する．これらの症状は検査場面だけでなく，日常生活上でもみられる．

主な訓練法

　道具や行為の手順の提示，場面設定，行為の言語化，誤反応のフィードバックなど．
　道具の持つ位置・向きを正しいところへ誘導する．行為の段階・手順が少ないものから訓練を開始する．一連の行為の流れを分解し，行為や道具の使用順序を視覚的または言語的に随時提示しながら行う．1つの行為に必要な動作が書かれた文字カードを正しく並べ替え，実際に行為を行う．日常生活場面で自然な流れで行為を行えるよう環境を設定する．

＊コラム7＊ 「観念運動失行」と「観念失行」の違い

　前者は口頭指示や模倣指示などに対し行為そのものができたり，できなかったりするが，後者は1つひとつの動作は間違いなく行えるが，意図している連続的な行為の中で順序を間違えたりする行為である．

4-4. 肢節運動失行
limb kinetic apraxia

症状

当然できるはずの日常的な運動行為がぎこちなくなっている状態．ボタンをはめる，机に置いてあるコインを拾うなどの手指の細かい動きが障害されやすい．右病巣では左手に，左病巣では右手に症状が現れるとされている．

主な病巣

左右の中心溝周辺領域とされている．
観念運動失行よりはやや前方で，中心溝を境に前・後に位置する．

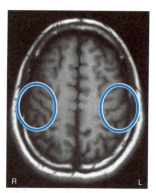

図13 肢節運動失行をきたす病巣の例
左右半球中心溝領域を例として示す（○で囲んだ箇所）．画像は健常者のMRI T_1 強調画像である．

主な評価法・検査法

●標準高次動作性検査（SPTA）

●WAB 失語症検査内の失行検査
●日常生活場面の観察

　ガラステーブルに置いたコインや紙をスムーズに取り上げることができなかったり，箸でおかずや豆などを摘む動作や本のページをめくることが，病前に比べ明らかにぎこちなくないか観察する．

主な訓練法

　手指巧緻運動訓練など．
　ペグを用いたり，粘土をこねて形を作るなどの動作を行い，症状の改善に伴い，徐々に視覚的フィードバックを減らし手指のみで動作を行うようにする．将棋，囲碁，オセロ，麻雀，縫い物など本人の趣味や嗜好に合わせ，手指の巧緻動作を必要とするものを訓練に取り入れても良い．また，上記のような動作・行為を行う際には視覚による代償も促す．

4-5. 口部顔面失行
buccofacial apraxia

症状

　言語命令や模倣命令で,開口や挺舌などといった口部顔面の習慣的運動ができないが,食事やあくびなどのように自然な状況下や反射では可能である.

主な病巣

　左ブローカ野,中心前回下部,島,弓状束,一部頭頂葉(縁上回)を含む比較的広範な病巣といわれている.
　上記のようにさまざまな病巣で出現する.水平断の上方から下方における断面の確認をすることが望ましい.

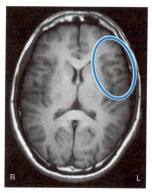

図14 口部顔面失行をきたす病巣の例
左半球シルビウス溝(裂)を囲む領域の一部を例として示す(○で囲んだ箇所).
画像は健常者のMRI T₁強調画像である.

主な評価法・検査法

◉ 標準高次動作性検査（SPTA）
◉ WAB 失語症検査内の失行検査
◉ 日常生活場面の観察

　検査場面ではできなかった口唇を舌でなめる動作が，食事中には舌で口の周りに付いたものを舐め取ったり，同じように検査中には口笛を吹くように口唇をすぼめる動作ができなかったにもかかわらず，机上の汚れを吹き飛ばそうと口唇をすぼめ息を吹くことができるなど，検査場面との乖離がないかを観察する．

主な訓練法

　模倣や構音・発声を用いた訓練．
　セラピストの口形を模倣させたり，母音などの視覚的に確認しやすい音から復唱を促しつつ構音・発声させる．鏡を用い口形の確認をさせる．

4-6. 着衣失行
dressing apraxia

症状

日常の自然な着衣動作の能力が失われ，衣服を着る際に，自分の身体と衣服の前後や上下，左右を合わせることに混乱をきたし，前後ろ逆に着たり，片方の裾にしか脚を入れないなど，ひとりでは衣服を正常に身につけられない状態．

主な病巣

右頭頂葉が中心で上頭頂小葉にもっとも出現しやすいとされる．

頭頂葉上部（上頭頂小葉）で側脳室の体部が現れていない断面での出現例が多く，一過性のこともある．

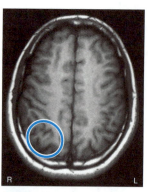

図15 着衣失行をきたす病巣の例
右半球上頭頂小葉を中心とする領域を例として示す（○で囲んだ箇所）．画像は健常者のMRI T_1 強調画像である．

主な評価法・検査法

●標準高次動作性検査（SPTA）
●WAB 失語症検査内の失行検査
●日常生活場面の観察
　着衣に試行錯誤を要するなど時間がかかったり，介助なしには着衣が困難な様子はないかを観察・情報収集する．一方で，同じ衣服でも服をたたむなど着衣以外については比較的スムーズに行えるのかについても確認する．

主な訓練法

　更衣動作の訓練については，タグやボタンの位置により衣類の前後・左右がどちらであるか目印を利用して確認させたり，両方の袖を通したか確認させる，袖を通す順序などを一定にする，衣服と身体との位置関係を着る前に合致させるといったような方法を用いる．あるいは，前開きでない衣類のように少ない動作，手順で着脱可能な衣服やリバーシブルの衣類の使用を促す．

4-7. 使用行動
utilization behavior

症状

指示なしに眼前の物品に触れたり,使ってしまう.中断の指示には従うことが可能だが,しばらくするとまた使い始めてしまう.両側の上肢に出現する.

主な病巣

一側または両側前頭葉眼窩部,前頭葉前下部〜上方内側,前頭葉内側面(補足運動野,帯状回)とされる.前頭葉の外側でも出現することがある.

この領域を水平断で上方から下方にかけて確認することが望ましい.

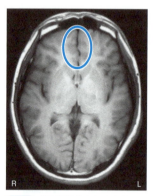

図16 使用行動をきたす病巣の例 前頭葉内側面(前部帯状回)を中心とする領域を例として示す(○で囲んだ箇所).画像は健常者のMRI T₁強調画像である.

主な評価法

検査場面,訓練場面,日常場面で患者の前に物品を置き,指示がないにもかかわらず,または使用しないよう指示しても物品を使おうとするか観察する.

4-8. 模倣行動
imitation behavior

症状

模倣するよう指示していないにもかかわらず、また模倣しないように禁止しても模倣をしてしまう.

主な病巣

一側または両側前頭葉眼窩部,前頭葉前下部〜上方内側,前頭葉内側面(補足運動野,帯状回)とされる.前頭葉の外側でも出現しうる.

この領域を水平断の上方から下方にかけて確認することが望ましい.使用行動(p.46)と病巣が近似している.

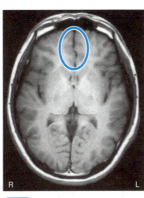

図17 模倣行動をきたす病巣の例
前頭葉内側面(前部帯状回)を中心とする領域を例として示す(○で囲んだ箇所).画像は健常者のMRI T_1 強調画像である.

主な評価法

患者の正面に座り,じゃんけんのチョキ,さようならと手を振る,敬礼といったジェスチャーを行い,それを模倣するか観察する.模倣したら,模倣しないよう指示し,ジェスチャーを行い,それでもなお模倣するかを観察する.

4-9. 構成障害
constructional disorder

症状

　四角形や立方体の描画，積み木を用いた模様の構成などまとまりのある形を作り出すことが困難となる状態．右半球損傷と左半球損傷では症状が異なることが多い．つまり，前者では，全体の空間関係が十分に把握できず構成が崩れる．これに対し後者では，全体の空間関係は保たれる傾向にあり，誤りは細部の脱落などとして現れることが多い．

主な病巣

　左右の頭頂葉後部領域（角回近傍）とされる．
　側脳室体部の終末延長線上の皮質が角回や縁上回近傍に相当することを目安に病巣の同定を図る．

主な評価法・検査法

- 標準高次動作性検査 (SPTA)
- Kohs立方体組合せ検査

　ブロックを用いて行う検査で，小児から高齢者まで幅広い年齢に実施できる．視空間認知障害や構成障害の検出に利用できる．また，結果をもとに知能の測定も可能である．

- その他構成課題

　描画課題（図形模写，自発描画），手指構成課題，マッチ棒による図形構成，WAIS-Ⅲの積み木課題．

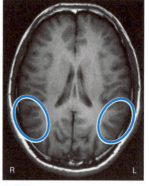

図18 構成障害をきたす病巣の例 左右の頭頂葉後部（角回）を中心とする領域を例として示す（〇で囲んだ箇所）．画像は健常者のMRI T₁強調画像である．

5-1. 失認
agnosia

失認とは

　視覚や聴覚，体性感覚などの感覚機能自体には異常はない．つまり，見たり聞いたり，皮膚で温度や形などを感じることはできる．また，対象物に関する知識も保たれている．しかし，りんごを見てもそれが何であるかを言うことができない．寺の鐘の音を聞いてもそれが何の音かわからない．あるいは，手で握った鉛筆が何であるか言うことができない．このように，見る，聞く，触るなどそれぞれの感覚を介して，対象物を認知することが困難となる状態である．しかし，りんごを見てわからなくとも，「長野や青森でよく採れる果物は？」と問うたり，匂いを嗅がせたりすると答えられる．音を聞いてもわからなかった鐘について「寺で時を告げるときに鳴らすものは？」の問いや絵カードに書かれている鐘の絵を見ると答えられる．このように，対象物の知識は保たれ，他の感覚様式では認知が可能である．

　ここでは，主に視覚失認，聴覚失認について取り上げる．

主な評価法・検査法

●標準高次視知覚検査
(VPTA：Visual Perception Test for Agnosia)

　日本高次脳機能障害学会により作成された，高次視知覚機能障害を包括的に捉えることのできる標準化された検査．視知覚の基本機能，物体・画像認知，相貌認知，色彩認知，シンボル認知，視空間の認知と操作，地誌的見当識の7大項目から構成されている．

5-2. 統覚型視覚失認
apperceptive visual agnosia

症状

形態の区別が難しく，物品の呼称ができない．文字や顔に対する認知も障害されている．視覚対象の模写，マッチング，異同弁別も障害されている．

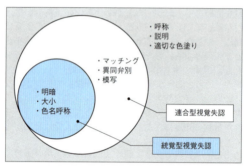

図19 統覚型視覚失認と連合型視覚失認の違いを表した図
円の中のものについては認知可能，円の外のものは認知困難であることを示す．

主な病巣

両側後大脳動脈領域といわれる．
視覚的な認知は後頭葉で行われるため，病巣が大脳後部にあるかを確認する．ただし，本症状の明確な病巣は明らかにされていない．

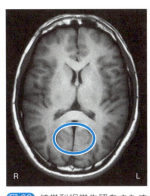

図20 統覚型視覚失認をきたす病巣の例
両側後頭葉を例として示す（○で囲んだ箇所）．画像は健常者のMRI T_1 強調画像である．

主な評価法・検査法

● 標準高次視知覚検査（VPTA）

5-3. 連合型視覚失認
associative visual agnosia

症状

視覚による形態の区別は可能だが，絵や物品を見てもそれらの概念と目で見たものが結びつかないため呼称ができない．用途を口頭や身振りでも説明することができない．マッチング，異同弁別は可能．

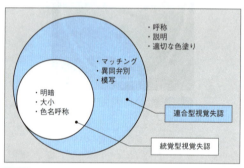

図21　統覚型視覚失認と連合型視覚失認の違いを表した図　円の中のものについては認知可能，円の外のものは認知困難であることを示す．

主な病巣

両側後頭-側頭葉および後頭葉内側面とされている．
一側性の病変で生じることもある．

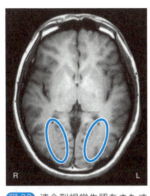

図22 連合型視覚失認をきたす病巣の例
両側後頭葉から側頭葉の内側下面を中心とした例を示す（〇で囲んだ箇所）．画像は健常者のMRI T₁強調画像である．

主な評価法・検査法

●標準高次視知覚検査（VPTA）

主な訓練法

　他感覚経由での認知．つまり，体性感覚や運動覚，聴覚など保たれている感覚経路を利用して，対象物の認知を促進する．例えば，物を手で触わり，それが何であるかを形状や材質などを手がかりとして知る．または対象物の使用目的や大きさなどについて，症例に口頭で伝えることにより認知を促す．

　特徴的な部分からそれが何であるかを類推する．

　視覚対象物の特徴を述べさせ，またはこちら側から特徴を伝え，それが何かを類推させる（例：丸の中に長短2本の棒がある．数字が並んでいる．→時計）．

5-4. 統合型視覚失認
integrative visual agnosia

症状

　最終的には見本と同じような絵を模写することができるが，全体像の把握が不良であるため，その過程で部分をつなぐよう絵を描き進め，描き終えるのに時間がかかる．

主な病巣

　両側後頭葉連合野および後頭葉内側面とされる．紡錘状回を含む側頭葉にかけての病巣もみられる．
　統覚型視覚失認，連合型視覚失認の病巣と近似している．

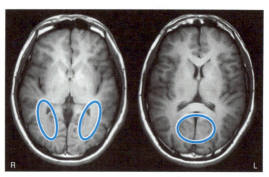

図23　統合型視覚失認をきたす病巣の例
両側後頭葉から側頭葉の内側下面を中心とした病巣の例を左に，両側後頭葉内側面を中心とした病巣の例を右に示す（○で囲んだ箇所）．画像は健常者のMRI T₁強調画像である．

主な評価法・検査法

●標準高次視知覚検査（VPTA）

主な訓練法

他感覚経由での認知．つまり，体性感覚や運動覚，聴覚など保たれている感覚経路を利用して，対象物の認知を促進する．例えば，物を手で触わり，それが何であるかを形状や材質などを手がかりとして知る．または対象物の使用目的や大きさなどについて，症例に口頭で伝えることにより認知を促す．

単純図形の異動弁別やマッチング課題．

コラム8 Brodmannの脳地図 ②

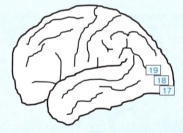

後頭葉では下記について知っておくことが重要である．
17野は視覚中枢であり，18野 19野は視覚連合野である．
純粋語聾，純粋失読，視覚失認，地誌的記憶障害等の症状が出現する．

5-5. 相貌失認
prosopagnosia

症状

失顔症とも呼ばれ,熟知した顔を見ても誰かがわからなくなる.顔であるという認知は保たれているが,男女の弁別や表情なども認識できない場合がある.症状が重度の場合,家族の顔の認識ができなくなることもある.

主な病巣

両側または右側の後頭葉から側頭葉腹側部とされる.紡錘状回を含むこともある.

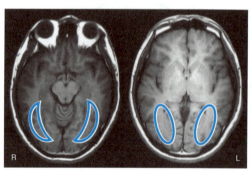

図 24 相貌失認をきたす病巣の例
両側後頭葉から側頭葉の内側下面を中心とする領域を例として示す(〇で囲んだ箇所).画像は健常者のMRI T₁強調画像である.

主な評価法・検査法

● 標準高次視知覚検査(VPTA)

主な訓練法

顔を見ても誰かはわからないが，顔の特徴を手がかりに誰であるかを判別することは可能であるため，顔の構成部分の特徴（眼鏡，髭，髪型，鼻の形・高さ，ほくろなど）を手がかりとして個人を特定することを学習する．その他，顔以外の特徴（身長，声，話し方，歩き方など）でも個人の同定をできるよう学習する，または繰り返す．患者の周囲の者には対面した際に声をかけるなど理解と協力を促す．

5-6. 色名呼称障害
disorders of color naming

症状

色覚に異常はなく,失語でもないが呈示された色名を呼称できない.また,指示された色を選択できない.
右同名半盲や純粋失読を合併することが多い.事前に,色覚に問題がないことを確認しておく必要がある.

主な病巣

左後頭葉内側面と脳梁膨大部とされる.
脳梁膨大部を含むことが多いため,当該部位の病巣を確認する.

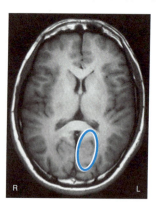

図25 色名呼称障害をきたす病巣の例
左後頭葉内側面から脳梁膨大部にかかる領域を例として示す(○で囲んだ箇所).
画像は健常者のMRI T_1 強調画像である.

主な評価法・検査法

● 標準高次視知覚検査(VPTA)

5-7. 純粋語聾
pure word deafness

症状

［ine］を稲と理解するには，［ine］が［inu］ではなく［ine］と聞こえる必要がある．このような音を正しく分析することが障害されることにより，言語音に特異的に生じた認知機能障害であり，ことばの理解や復唱などが困難となる．しかし，言語音以外の動物の鳴き声など環境音に対する理解は障害されない．

主な病巣

左聴皮質あるいは皮質下聴放線とされる．
ヘシュル回（一次聴覚野）とウェルニッケ野（聴覚連合野）の中間およびその近傍を確認する．

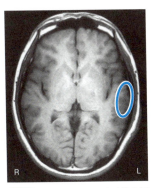

図26 純粋語聾をきたす病巣の例
左ヘシュル回（一次聴覚野）とウェルニッケ野を含む領域を例として示す（○で囲んだ箇所）．画像は健常者のMRI T_1 強調画像である．

主な評価法・検査法 ···

◉標準失語症検査
　(SLTA：Standard Language Test of Aphasia)
　日本高次脳機能障害学会により作成された，わが国における
失語症の代表的な検査．26 項目の下位検査で構成されており，
「聴く」「話す」「読む」「書く」「計算」について評価する．評価
は単なる○×ではなく，6 段階で行われる．

◉純音聴力検査
　単一の周波数からなる音（純音）を用いて，聴力の閾値を測
定する聴力検査である．

◉語音弁別検査
　単音節を閾値以上の大きさで聞かせた際に，どの程度正確に
聴取できるかを測定する検査である．

◉100 単語検査
◉非言語性の有意味音に対する認知の可否
◉環境音に対する認知の可否

5-8. 環境音失認
auditory agnosia for environmental sound

症状

非言語音である環境音（生活音，乗り物の音，動物の鳴き声，自然界の音など）にのみ選択的な認知機能障害が生じる．狭義の聴覚失認とも呼ばれる．

主な病巣

右側（両側）聴皮質領域とされる．
側脳室後角が描出される断面で，側頭葉の前方部・後方部を含む病巣が多い．

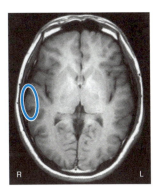

図27 環境音失認をきたす病巣の例
側脳室後角部の上方が描出されているスライスで側頭葉のヘシュル回およびその周辺の皮質・皮質下を含む領域を例として示す（○で囲んだ箇所）．画像は健常者のMRI T$_1$強調画像である．

主な評価法・検査法

- 標準失語症検査（SLTA）
- 純音聴力検査
- 語音弁別検査
- 100単語検査
- 非言語性の有意味音に対する認知の可否
- 環境音に対する認知の可否

5-9. 広義の聴覚失認
auditory agnosia

症状

人が話している内容（言語音）が理解できず，また言語音以外のすべての環境音（虫の音，救急車の音，川の流れの音など）が理解できない．さらに，音楽を聞いても何というタイトルの音楽かわからない状態である．

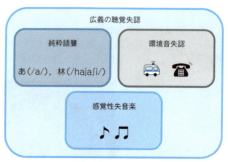

図28 広義の聴覚失認を示す概略図
外枠は広義の聴覚失認を示し，内には純粋語聾（左上），環境音失認（右上），さらに感覚性失音楽（下）が含まれ，言語音，環境音，音楽のすべての音が障害される．

主な病巣

両側聴皮質の広範な損傷によるとされる．純粋語聾と環境音失認の病巣を参考に，当該失認の病巣の有無を確認する．

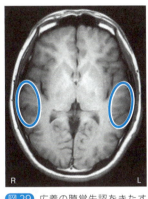

図29 広義の聴覚失認をきたす病巣の例
両側側頭葉のヘシュル回を含む皮質および皮質下の比較的広範な領域を例として示す（○で囲んだ箇所）. 画像は健常者のMRI T_1 強調画像である.

主な評価法・検査法

- 標準失語症検査（SLTA）
- 純音聴力検査
- 語音弁別検査
- 100単語検査
- 非言語性の有意味音に対する認知の可否
- 環境音に対する認知の可否

5-10. 皮質聾
cortical deafness

症状

言語音や環境音といった音の種類にかかわらず，すべての音が聞こえない状態．聞こえないことの訴えがなく，否認することも多い．

主な病巣

両側一次聴覚野（ヘシュル回）および聴放線とされる（両側の内側膝状体を含むこともある）．

側脳室前角・後角が描出され，その断面および近傍に上側頭回が位置するため，まずその部位を目安とする．

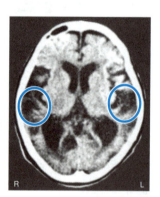

図30 皮質聾をきたした症例のCT画像
両側の上側頭回から中側頭回にかけての病巣で，本症状をきたすヘシュル回および聴放線が含まれている（○で囲んだ箇所）．

主な評価法・検査法

- 純音聴力検査
- 100単語検査
- 語音弁別検査
- 非言語性の有意味音に対する認知の可否
- 環境音に対する認知の可否

5-11. 感覚性失音楽
receptive amusia

症状

受容性失音楽ともいい，聞きなじみのあるはずの音楽を聴いても何の曲か，または聞いたことがあるかがわからない．メロディの認知が障害されたり，楽譜が読めないこともある．

主な病巣

右または両側側頭葉の関与が推測されている．

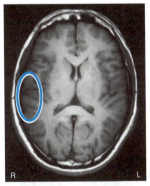

図31 感覚性失音楽をきたす病巣の例
右側頭葉の前方から後方部を含む皮質および皮質下の広範な領域を例として示す（○で囲んだ箇所）．画像は健常者のMRI T_1 強調画像である．

主な評価法・検査法

- 有名な楽曲についての既知感の有無
- Wertheim-Botez テストバッテリー
- Seashore Test
- 音楽才能尺度
- Montreal Battery of Evaluation of Amusia
- 音楽経験等に関する質問紙

5-12. 触覚失認
tactile agnosia

症状

皮膚感覚, 深部感覚などの体性感覚は保たれているにもかかわらず, 触ったものがどんなものか認知できない状態. 素材失認 (重量・粗滑・硬柔・材質) と, 形態失認 (平面および立体的形態の弁別) 等がある.

主な病巣

左右の頭頂葉における体性感覚連合野 (図32参照) や角回および弓状束等の報告もある. 両側頭頂葉中心後回のやや後方で, 半卵円が描出される断面の皮質および皮質下に注目する.

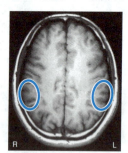

図32 触覚失認をきたす病巣の例
両側頭頂葉中心後回よりやや後方のBrodmannの脳地図でいう5・7野に該当する感覚連合野を含む領域を例として示す (○で囲んだ箇所). 画像は健常者のMRI T_1 強調画像である.

主な評価法・検査法

要素的感覚, 複合感覚, 素材弁別, 形態弁別, 物品認知について評価する. 目隠しなど視覚を遮断した状態で, 素材, 形態, 重量の異なる物品を実際に触れたり, 握ってもらい, それが何であるかを呼称してもらう. あるいはその物品の用途を述べてもらう. その他に触れた物品の異動弁別等も行う.

5-13. 半側身体失認
hemiasomatognosia

症状

自己の身体に関する認知機能障害.
一側身体が存在しないかのように振る舞う.
左上肢に多くみられ,その患側上肢を動かすよう指示してもすぐに使用しなくなったり,健側の上肢のみで作業を行うようになる.また麻痺の存在に気づいていないような場面が見受けられる.

主な病巣

右半球頭頂葉体性感覚連合野を中心とした広範な病巣とされる.右頭頂葉中心後回の後方で,当該症状の出現には触覚失認の病巣よりやや広範な病巣を考慮する.

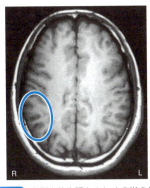

図33 半側身体失認をきたす病巣の例
右頭頂葉の半卵円が描出されるスライスで,上頭頂小葉を中心に後頭葉近傍を含む領域を例として示す(○で囲んだ箇所).画像は健常者のMRI T_1 強調画像である.

主な評価法・検査法

日常場面や検査, 訓練場面での観察.

日常場面や訓練場面において, 片麻痺の存在について不自由と思っていないような振る舞いをする, または, 両側上肢の運動や行為を促したり, 麻痺側の運動を促しても努力しようとしない, 麻痺肢を自分のものとは認めないといった状態がないかを観察する.

> *コラム9*　「半側身体失認」と「半側空間無視」の違い
>
> ・半側身体失認
>   病巣とは反対側の"自己の身体"に関する認知が不十分な状態.
> ・半側空間無視
>   病巣とは反対側の"空間の知覚やイメージ"に関する認知が不十分な状態.
>
>   それぞれの症状のイメージについては下図を参照されたい.
>
>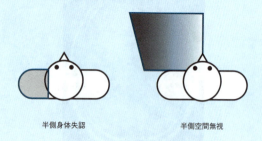
>
> 半側身体失認　　　　　半側空間無視

《用語解説》　身体パラフレニア

　麻痺肢に対する自己従属性を否定したり, 自分の麻痺肢を「自分の手ではない」などとする妄想や作話がみられる症状.

5-14. 病態失認
anosognosia

症状

自分自身の病的な状態を認知できないことをいう．病巣と反対側の麻痺や運動障害に対し，その事実を認めない，または言語的に否定する症状．例えば「(患側上肢について)そちら側の手は動きますか？」の問いに対して麻痺しているにもかかわらず，「もちろん動きます」のように答える．または「(患側上肢について)そちらの手は動かないのですか？」と問うても，実際には動かないにもかかわらず「そんなことはないですよ」と否定する．

主な病巣

皮質下を含む右半球の広範な損傷，主に右下頭頂葉から一部前頭-側頭葉にかけての損傷によるとされる．

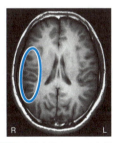

図34 病態失認をきたす病巣の例
側脳室上方のスライス面を描出している．上頭頂小葉を中心に一部前頭葉から後頭葉近傍を含む領域を例として示す(○で囲んだ箇所)．画像は健常者のMRI T_1 強調画像である．

主な評価法・検査法

上記の症状のように患者の患側を差し，「こちらの手は動かないのですか？」のような質問をし，患者の反応をみる．日常場面では，麻痺側に対し麻痺していることを気にしている様子がうかがえない．

5-15. Anton 症候群
Anton's syndrome

症状

下記の病巣により生じた盲の状態(聾に対しても用いられることがある)を自覚していないことをいう.あるいは「見えなくて不自由なことはないですか?」の問いに「見えなくはないですよ」のように,盲に対する否認もみられる.

主な病巣

鳥距溝を含む両側後頭葉が障害され,血管支配は後大脳動脈とされる.

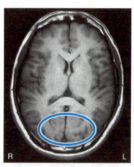

図35 Anton 症候群をきたす病巣の例
両側の視放線から鳥距溝を含む一次視覚野に加え,両側の後頭葉皮質および皮質下の広範な領域を例として示す(○で囲んだ箇所).画像は健常者の MRIT$_1$ 強調画像である.

主な評価法・検査法

物品による呼称課題,背後からの音刺激による検査等.
実際に見えているかのように振る舞ったり,たずねると自分が盲であることを否認する.そのため,実際に物品の呼称をさせたり,聾であれば背後から音刺激を与え,それに対する反応がみられるかを観察する.

6-1. 失語症
aphasia

失語症とは

　大脳の言語関連領域の損傷によって，言語機能が後天的に障害された状態.

● 機序

　脳梗塞や脳出血などの脳血管障害，脳腫瘍，頭部外傷，変性疾患など器質的な病変により発症する. 聴覚的な理解力や発語面，書字，計算といった言語能力全般の低下をきたす.

　右利きの人の場合は95％以上の人が左の大脳半球に言語中枢が存在するとされる.

● 日常生活上での症状

　コミュニケーションが十分に取れないため，社会復帰が困難で家庭での生活にも支障をきたすことが珍しくない.

主な評価法・検査法

● 標準失語症検査
（SLTA：Standard Language Test of Aphasia）

　日本高次脳機能障害学会により作成された，わが国における失語症の代表的な検査. 26項目の下位検査で構成されており，「聴く」「話す」「読む」「書く」「計算」について評価する. 評価は単なる○×ではなく，6段階で行われる.

● WAB 失語症検査

　失語症の包括的検査の1つで，検査の得点から失語症のタイプ分類を試みている. 結果から失語指数が算出可能で，また失行や半側空間無視などの検査項目を合わせて行うことで大脳皮質指数も算出できる.

● 重度失語症検査

　重度失語症患者のコミュニケーションの残存能力を言語・非言語の領域にわたって調べ，治療的アプローチとして，どのようなことを，どのレベルからアプローチするかの手がかりを得ることが目的である.

● 失語症語彙検査

　言語情報処理モデルを仮定し，各モジュールの機能を反映・

JCOPY 88002-193

測定する課題が設定されている．成績パターンから障害構造を特定することができ，治療計画の作成に役立つ．単語の表出，理解の機能・過程を多面的に評価することが目的である．

①語彙判断検査，②名詞・動詞検査，③類義語判断検査，④意味カテゴリー別名詞検査がある．

◉抽象語理解力検査

抽象語を用いることで軽度の言語理解障害等を検出するのに鋭敏とされている．誤りは意味的誤りと音的誤りに分類される．

◉失語症構文検査

失語患者の構文能力を理解（聴覚的理解，読解）および産生の下位検査から評価する．構文理解力および産生力は低次のレベルから階層性を成しているという見解にもとづき，構成されている．

◉SALA 失語症検査

健常者の言語情報処理過程の考え方にもとづいた包括的検査で，障害されていない部分と障害された部分を明らかにすることができ，訓練の手がかりを得ることができる．

◉標準失語症検査補助テスト

軽度の失語症の症状を把握するために用いられる．検査項目は，①発声発語器官および構音の検査，②はい-いいえの応答，③金額の計算および時間，④まんがの説明，⑤長文の理解，⑥呼称から成る．

◉実用コミュニケーション能力検査
（CADL：Communication ADL Test）

失語症者の総合的コミュニケーション能力を評価するための検査で，34種類のコミュニケーション行動から成る．1日の流れを模したシナリオに沿って評価を行う．

◉Token Test

2種類の形（○と□）と2種類の大きさ（大小），5色（黄，赤，青，黒，白）の合計20枚のトークンを用いて，軽微な理解障害を検出し，失語と非失語とを区別する上で臨床的に有用であるとされる．

主な訓練法 ·······································

◉刺激法
　障害された言語系に適切な刺激（主に聴覚刺激）を何度も繰り返し使用し，言語系を賦活させることで改善を図ろうとする訓練法である．

◉機能再編成法
　障害された言語機能を直接刺激するのではなく，保たれている機能を迂回路として利用することで言語の回復を図ろうとする訓練法である．

◉遮断除去法
　良好なモダリティを反応させた後に，困難なモダリティの反応が良好になることを利用し機能の促通を図る訓練法である．例えば，復唱が良好で呼称が困難な場合，復唱を行ったあとに呼称を促す．

◉認知神経心理学的アプローチ
　言語の障害を情報処理過程モデルにもとづき説明することで，どのモジュール（下位機能）やプロセスが保たれているか，または障害されているかを特定した後に，効果的と思われる訓練を行う．情報処理過程のモデルには，ロゴジェン・モデル，二重経路モデル，トライアングル・モデル，相互活性化モデルなどがある．

◉Melodic Intonation Therapy（MIT）
　音楽的パターンを構成するメロディ，リズム，ストレスを強調して表出し，右半球を刺激することで語句の発語の改善を図ろうとする訓練法である．

◉Promoting Aphasics Communicative Effectiveness（PACE）
　言語的なコミュニケーション手段に限らず，実用的なコミュニケーションを行えるよう失語症者自身の能力を最大限に伸ばすことを目的に「PACE の治療原則」に則り訓練を行う．

6-2. ブローカ失語
Broca's aphasia

症状

聴覚的理解は比較的良好だが,自発話は非流暢で努力性である.失文法を呈し,発語失行の合併が多く,プロソディの障害や復唱の障害も呈するが,語頭音ヒントが有効である.書字では,漢字と仮名に乖離がみられ,仮名文字がより不良である.

主な病巣

左下前頭回脚部で,三角部後半および弁蓋部の病巣が主とされる.中心前回下部を含むことが多い.
左側脳室前角部から水平にたどった皮質周辺領域が当該失語の出現部位として知られている.

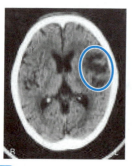 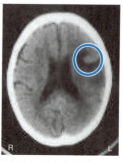

図36 出血性脳梗塞により,ブローカ失語をきたした症例のCT画像
左では,側脳室前角の外側皮質から皮質下にかけて高吸収域を囲む形で低吸収域の病巣がみられる.右は左の図のスライスより1cmほど上方のスライス面.皮質および皮質下に病巣が認められる(○で囲んだ箇所).

主な評価法・検査法

- 標準失語症検査(SLTA)
- WAB失語症検査

- 重度失語症検査
- 失語症語彙検査
- 抽象語理解力検査
- 失語症構文検査
- SALA 失語症検査
- 実用コミュニケーション能力検査（CADL）
- Token Test

《用語解説》

音韻性錯語

音素性錯語あるいは字性錯語とも呼ばれ，語彙の1文字が他の音韻に置き換えられる．例えば「りんご」を「りんど」と言い誤る．

語性錯語

意味的に関連のある語に言い誤る場合を意味性錯語（例：「いぬ」を「ねこ」）といい，意味的に関連のない語に言い誤る場合を無関連錯語という．例えば「りんご」を「電話」と言ったりする．

《用語解説》

流暢性と非流暢性

発話の流暢性は聴覚的にはすらすらと話しているように聞こえ，非流暢性はその逆でたどたどしくぎこちなく話しているように聞こえることである．非流暢の要因として発語失行，発話量の少なさ，発話開始困難，努力性の発話，失文法や文の短さなどがある．

文法の障害

助詞の省略が生じ，文が単純で短くなるものを失文法，助詞は使用されているが，誤りが生じているものを錯文法という．

発語失行

想起した語を表出するための口腔構音器官の運動プログラムが障害されたもので，探索を伴う構音動作や自己修正，プロソディの異常，構音の誤りの非一貫性など話すモダリティの障害に限定しており，言語機能全般の失語症とは異なる．発話の非流暢性の要因とも考えられている．構音失行，純粋語唖，失構音，アナルトリーなどともよばれる．

プロソディ

発話におけるリズム，抑揚，強弱，音同士のつながりなどをいい，自然な発話の上で重要な要素である．

JCOPY 88002-193

6-3. ウェルニッケ失語
Wernicke's aphasia

症状

自発話は流暢で多弁傾向である．語聾に伴う理解力の低下や復唱は不良だが，プロソディや構音の障害はみられない．発話には音韻性錯語や語性錯語がみられるほか，語新作やジャルゴンも呈する．語頭音ヒントの効果はなく，書字も不良である．

主な病巣

左上側頭回後部を中心とし，中側頭回・角回・縁上回を含むとされる．
左側脳室後角部から水平にたどった皮質周辺領域が当該失語の出現部位として知られている．角回や縁上回の一部も視野に入れる．

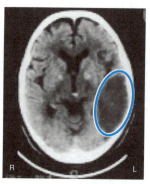

図37 脳梗塞により，ウェルニッケ失語をきたした症例のCT画像
側脳室後角の外側皮質から皮質下にかけて低吸収域の病巣がみられる（○で囲んだ箇所）．

主な評価法・検査法

- ●標準失語症検査（SLTA）
- ●WAB 失語症検査
- ●重度失語症検査
- ●失語症語彙検査
- ●抽象語理解力検査
- ●失語症構文検査
- ●SALA 失語症検査
- ●実用コミュニケーション能力検査（CADL）
- ●Token Test

《用語解説》

語聾
　　語音聾とも呼ばれる．ウェルニッケ失語にみられる症状で，語音の弁別に低下がみられる．

語漏
　　ウェルニッケ失語で多くみられ，次から次へと絶え間なく話す様．

《用語解説》　ジャルゴンとその種類

　ジャルゴン失語とはウェルニッケ失語がより重篤になったもので，未分化，新造語，意味性ジャルゴン（以下参照）のうち単一もしくは複数が混在した失語の形態を示す．

- ・未分化ジャルゴン：ジャルゴンの中でもっとも重度で，意味のある語句として聞き取ることも書き取ることもできず，音の羅列のような発話である．
　【例】「かじあおえしょいはだひおいあうは」

- ・新造語ジャルゴン：発話の中で新造語（語新作）が頻繁に現れ，文体は保たれているが内容を理解できない．
　【例】「らゆりに，さらにはよねへんの帰りますね」（下線部が新造語部分）

- ・意味性ジャルゴン：誤った単語が続出するため文としての体を成さず，理解することができない．
　【例】「進化しない平易と大阪の草の時」

6-4. 伝導失語
conduction aphasia

症状

理解力は保たれ，自発話や会話場面での発話は流暢である．構音障害，プロソディ障害は認められない．著明な音韻性錯語と目標語に向けての接近行為（自己修正）が強く，単語産生のための探索行動が顕著で，復唱も困難である．

主な病巣

頭頂葉の縁上回およびその皮質下，弓状束を中心に前方部では中心後回近傍から島，後方ではウェルニッケ野近くにまで達する．

左側脳室前角および後角が描出される断面から，それよりもやや上方の断面に至る皮質から皮質下中央部辺りを確認する．

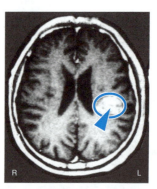

図38 脳出血により，伝導失語をきたした症例のMRI T₁強調画像
側脳室体部の見えるスライス面で，側脳室体部の後方外側にかけて高信号域の病巣がみられる（〇で囲んだ箇所）．矢印にて縁上回皮質下に病巣があることを示す．

主な評価法・検査法 ………………………………………

- ◉標準失語症検査（SLTA）
- ◉WAB 失語症検査
- ◉重度失語症検査
- ◉失語症語彙検査
- ◉抽象語理解力検査
- ◉失語症構文検査
- ◉SALA 失語症検査
- ◉実用コミュニケーション能力検査（CADL）
- ◉Token Test

6-5. 全失語
grobal aphasia

症状

　理解力は極めて不良で，表出もわずかな常同言語がみられる程度であり，受容-表出ともに重篤な障害を呈する．復唱，書字も高度な障害を示し，言語モダリティのすべての面で重度な障害が認められる．なお，言語モダリティとは，聴く，話す，読む，書くといった言語の各側面を表す．失語症例では，どのモダリティがより障害され，またより保たれているかを把握し訓練に活かすことが重要である．

主な病巣

　ブローカ野からウェルニッケ野を含む前頭葉・頭頂葉・側頭葉の広範な領域とされる．

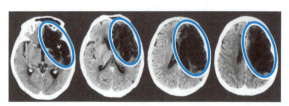

図39 脳梗塞により，全失語をきたした症例のCT画像
左半球の前頭葉・頭頂葉・側頭葉を含む広範な領域で低吸収域の病巣がみられる（○で囲んだ箇所）．左中大脳動脈の起始部が閉塞したものと思われる．

主な評価法・検査法

- 標準失語症検査（SLTA）
- WAB失語症検査
- 重度失語症検査
- 失語症語彙検査
- 抽象語理解力検査

●失語症構文検査
●SALA 失語症検査
●実用コミュニケーション能力検査（CADL）
●Token Test

表3 失語症の分類

失語の種類	流暢性	理解	復唱
ブローカ失語	×	○	×
ウェルニッケ失語	○	×	×
伝導失語	○	○	×
全失語	×	×	×
失名詞失語	○	○	○
超皮質性運動失語	×	○	○
超皮質性感覚失語	○	×	○
混合型超皮質性失語	×	×	○

○：比較的保たれている　×：障害されている
失語症をタイプ分類するうえで流暢性，理解力，復唱に着眼すること
は重要であり，それらの良・不良を各失語症タイプに当てはめると特
徴が重なっていないことがわかる．

《用語解説》　常同言語

　全失語や重度ブローカ失語でみられる．極めて少ない発語の中で，何
か言おうとすると意味のある言葉や非実在語をいつも同じ音系列で表出
する．
　再帰性発話とも言い，波多野は言語常同症と呼んでいる（波多野，
2011）．
【例】
ST：名前はなんですか．
患者：あじろ
ST：何歳ですか．
患者：あじろ
ST：今日は天気がいいですね．
患者：あじろ
ST：（妻を指さし）この人はどなたですか．
患者：あじろ

6-6. 失名詞失語
amnesic aphasia

症状

発話は流暢で理解力や復唱も保たれるが，名詞の想起が困難で，迂回言語（迂言）が中心である．書字面での障害は小さい．健忘失語とも呼ばれる．また他のタイプの失語が軽度にまで改善した際にも本タイプとみなされる場合がある．

主な病巣

左角回および左中・下側頭回が中心であるが，どの病巣でもみられるとされる．

主な評価法・検査法

- ●標準失語症検査（SLTA）
- ●WAB 失語症検査
- ●重度失語症検査
- ●失語症語彙検査
- ●抽象語理解力検査
- ●失語症構文検査
- ●SALA 失語症検査
- ●実用コミュニケーション能力検査（CADL）
- ●Token Test

《用語解説》 迂言

失名詞失語（健忘失語）でみられ，喚語困難のため名詞が出にくく，目標語を出そうと遠回りな言い方をする．例えば，「新聞」と言いたい時に，「あのー　なんだっけな…　朝読むやつで　番組なんかも載っかっていて　うーんと…　毎朝読むんだけどなー」のように言いたい語の概念は想起されているが，その語そのものが表出されない．
迂回言語・迂回操作ともいう．

6-7. 超皮質性運動失語
transcortical mortor aphasia

症状

自発話は減少し寡黙であるとともに声量も乏しい．ブローカ失語に類似している点も多いが，復唱は良好で，語頭音ヒントも有効である．理解力は比較的良好で文レベルでもある程度可能である．TCMAと略される．

主な病巣

左ブローカ領域前方から上方および前頭葉内側面の帯状回を含むとされる．

ブローカ失語の病巣よりやや前方や上方，さらに大脳縦裂に沿った左前頭葉内側面にも注意する．

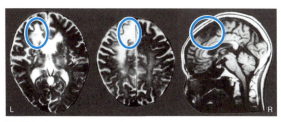

図40 脳梗塞により，超皮質性運動失語をきたした症例のMRI画像．左および中央の図は水平断（T_2強調画像），右は正中矢状断（T_1強調画像）を示す．左および中央の図は側脳室前角の外側〜上方の皮質下および帯状回にかけて高信号域の病巣がみられる．右の図は同部位に低信号域の病巣がみられる（いずれも○で囲んだ箇所）．

主な評価法・検査法

- 標準失語症検査（SLTA）
- WAB失語症検査
- 重度失語症検査
- 失語症語彙検査

- 抽象語理解力検査
- 失語症構文検査
- SALA 失語症検査
- 実用コミュニケーション能力検査（CADL）
- Token Test

《用語解説》「超皮質性」とは

　この失語像については，現在も議論のあるところであるが，シルビウス溝周辺領域に存在する皮質の言語中枢と古典論による概念中枢の連絡が断たれているために生じる失語症をさすものと考えられる.

6-8. 超皮質性感覚失語
transcortical sensory aphasia

症状

　自発話は多弁で流暢だが，理解力は著しい低下を示し，一見ウェルニッケ失語に類似しているが，復唱は良好である．反響言語や補完現象が特異な症状として認められる．TCSAと略される．
　補完現象とは，慣用句やことわざなどを検者が途中まで話すと，その続きを補うように発話することである．
【例】
ST：犬も歩けば
患者：棒に当たる

主な病巣

　ウェルニッケ野後方から側頭葉後部内側下面で多いとされるが，前頭葉の病巣またはシルビウス溝周辺領域でも出現しうる．
　ウェルニッケ失語の病巣よりやや後方や上方を確認する．

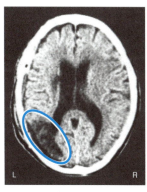

図41 脳梗塞により，超皮質性感覚失語をきたした症例のCT画像 側頭頭頂葉後部から一部後頭葉にかけて低吸収域の病巣がみられる（○で囲んだ箇所）．

主な評価法・検査法

● 標準失語症検査　（SLTA）
● WAB 失語症検査
● 重度失語症検査
● 失語症語彙検査
● 抽象語理解力検査
● 失語症構文検査
● SALA 失語症検査
● 実用コミュニケーション能力検査（CADL）
● Token Test

> 《用語解説》　反響言語（エコラリア）
> 相手の話した言葉をそのままオウム返しに発すること.

6-9. 混合型超皮質性失語
mixed transcortical aphasia

症状

　発話での復唱のみが保たれるが，理解力を含めすべての言語モダリティで極めて重篤な障害を呈する．MTAと略される．

主な病巣

　言語野孤立症候群とも呼ばれ，ブローカ野・ウェルニッケ野などの言語野を除く周辺の，広範な皮質領域とされる．

主な評価法・検査法

- 標準失語症検査（SLTA）
- WAB失語症検査
- 重度失語症検査
- 失語症語彙検査
- 抽象語理解力検査
- 失語症構文検査
- SALA失語症検査
- 実用コミュニケーション能力検査（CADL）
- Token Test

《用語解説》　反復言語（同語反復症）

　語や語句を何度も繰り返し発し，止まらない様．繰り返すうちに速度が速まることもある．
【例】
ST：この人は誰ですか？
患者：兄兄兄兄兄兄…

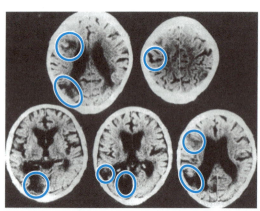
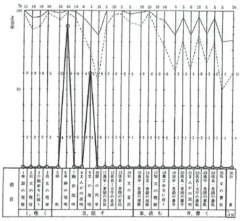

図42 混合型超皮質性失語例の CT 画像（上）と SLTA プロフィール（下）

(伊林克彦, ほか：3回の脳梗塞により混合型超皮質性失語を呈した1例. 臨床神経学, 37（4）：305, 1997 より許諾を得て転載)

6-10. 語義失語
Gogi aphasia

症状

　流暢で構音は正常だが，喚語困難が強く，指示代名詞が多い．音韻の把握は可能で復唱は短文レベル程度まで可能だが，語義理解は困難である．超皮質性感覚失語の亜系とも言える．

主な症状

　左下側頭葉とされる．

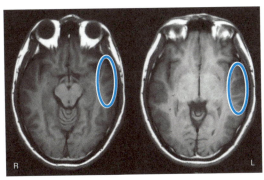

図43　語義失語をきたす病巣の例
　左は，左下側頭回の前方から中程にかけて，右は中側頭回前方（側頭極のあたり）から後部にかけての領域を例として示す（いずれも○で囲んだ箇所）．画像は健常者のMRI T₁強調画像である．

主な評価法・検査法

- 標準失語症検査（SLTA）
- WAB失語症検査
- 重度失語症検査
- 失語症語彙検査
- 抽象語理解力検査

●失語症構文検査
●SALA 失語症検査
●実用コミュニケーション能力検査（CADL）
●Token Test

6-11. 皮質下性失語
subcortical aphasia

症状

古典分類には含まれない失語型である．主に基底核や視床の出血でみられることが多い．程度はさまざまだが，理解・呼称・読み書きなどすべての要素がおおむね障害されている．復唱は比較的良好で錯語が多い．病巣が広範になると症状も重度となるが，視床や被殻にほぼ限局された病巣であれば，一過性や軽度な症状が多い．

主な病巣

基底核病変でレンズ核（被殻・淡蒼球）や視床などの皮質下領域とされる．被殻出血は中大脳動脈からの穿通枝でレンズ核線条体動脈，視床出血は視床膝状体動脈および視床穿通動脈などである．

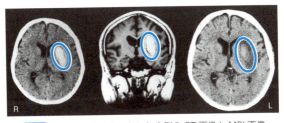

図44 皮質下性失語をきたした症例のCT画像とMRI画像
左は発症時CT画像（被殻出血）．中はMRI T_1 強調画像の冠状断．
右は，発症後2ヵ月のCT画像．発症時に比べ，血腫が吸収され，低吸収域化されつつある．

主な評価法・検査法

- ●標準失語症検査（SLTA）
- ●WAB失語症検査
- ●重度失語症検査

◉失語症語彙検査
◉抽象語理解力検査
◉失語症構文検査
◉SALA 失語症検査
◉実用コミュニケーション能力検査（CADL）
◉Token Test

6-12. 音韻失語
phonological dysphasia

症状

通常意味のある単語レベルの復唱はできるが,「あつらみ」や「とりろ」などのように非語の復唱ができない.

主な病巣

認知神経心理学的モデルによる失語症の分類のため病巣は特に重要視されない. 非語彙経路の聴覚分析から音素出力バッファーへのアクセスの障害が想定されている.

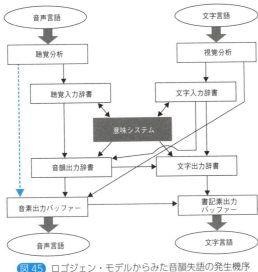

図45 ロゴジェン・モデルからみた音韻失語の発生機序
点線は損傷を示す

主な評価法・検査法

- 標準失語症検査（SLTA）
- WAB 失語症検査
- 重度失語症検査
- 失語症語彙検査
- 抽象語理解力検査
- 失語症構文検査
- SALA 失語症検査
- 実用コミュニケーション能力検査（CADL）
- Token Test

6-13. 表層失語
surface dysphasia

症状

規則的な読み方が可能な単語の場合（例：観察，神経，労働など）は復唱することが可能だが，不規則な読み方をする単語の場合（例：眼鏡，相撲など）は復唱することが困難となる．誤った文法の短文を復唱する際には正しい文法に修正し復唱すること（規則化傾向）もあると考える研究者もいる．ただし，本失語型の復唱については否定的な見解もある．

主な病巣

認知神経心理学的モデルによる失語症の分類のため病巣は特に重要視されない．語彙経路の障害で，聴覚入力辞書から音韻出力辞書へのアクセスの障害が想定されている．

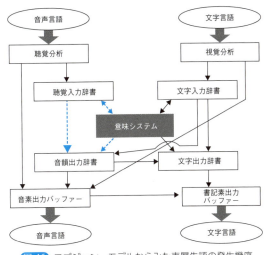

図46 ロゴジェン・モデルからみた表層失語の発生機序
点線は損傷を示す

主な評価法・検査法

- 標準失語症検査（SLTA）
- WAB 失語症検査
- 重度失語症検査
- 失語症語彙検査
- 抽象語理解力検査
- 失語症構文検査
- SALA 失語症検査
- 実用コミュニケーション能力検査（CADL）
- Token Test

《用語解説》 ロゴジェン・モデル

　認知神経心理学的モデルの1つ．言語を視覚的・音声的モダリティとそれぞれの入力面・表出面に分け，言語情報処理モデルにもとづき分析することで，症例の言語症状の障害レベルや経路の特定，訓練プログラムの立案などに用いられる．

　ロゴジェン・モデルのほかに，二重回路モデル，トライアングルモデル，相互活性化モデルなどもある．

6-14. 深層失語
deep dysphasia

症状

復唱障害が中心で，意味的に関連する語に誤って復唱することが多い．例えば，「お母さん」を「おふくろ」のように復唱する．ただし，音韻性錯語や新造語以外の錯語がみられることはまれである．また，抽象的な語よりも具象性の高い語のほうが良好とされる．

主な病巣

認知神経心理学的モデルによる失語症の分類のため病巣は特に重要視されない．聴覚入力辞書から音韻出力辞書へのアクセスの障害が想定されている．

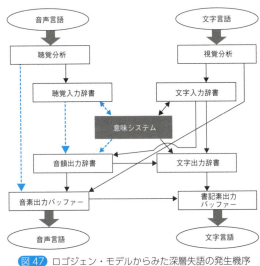

図47 ロゴジェン・モデルからみた深層失語の発生機序
点線は損傷を示す

主な評価法・検査法 ・・

- ◉標準失語症検査（SLTA）
- ◉WAB 失語症検査
- ◉重度失語症検査
- ◉失語症語彙検査
- ◉抽象語理解力検査
- ◉失語症構文検査
- ◉SALA 失語症検査
- ◉実用コミュニケーション能力検査（CADL）
- ◉Token Test

6-15. 視覚失語
optic aphasia

症状

視覚を介した呼称のみが障害される. 物品や絵カードを見て呼称できない, 他の言語モダリティは保持される. ほかの感覚を介すれば呼称できるなど連合型視覚失認との共通性があるとされている.

主な病巣

後頭葉連合野, 大脳半球後部, 左後頭側頭葉内側部とされる.

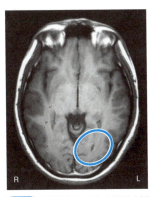

図48 視覚失語をきたす病巣の例
左後頭葉内側面から一部側頭葉内側面を例として示す. 画像は健常者のMRI T₁強調画像である.

主な評価法・検査法

- 標準失語症検査 (SLTA)
- WAB 失語症検査
- 重度失語症検査
- 失語症語彙検査

- 抽象語理解力検査
- 失語症構文検査
- SALA 失語症検査
- 実用コミュニケーション能力検査（CADL）
- Token Test
- 視覚以外のモダリティを介した場合の反応の評価

《用語解説》 非失語性呼称障害

　意識障害の回復過程に一過性に出現する錯語様症状（Weinstein, 1952）．Luria や Alajouanine らも独自の解釈を示している．病巣は報告者により異なり，前頭側頭などさまざまな病巣で生じるとしている（東谷ら，1986）．

6-16. 発語失行
apraxia of speech/anarthria

症状

アナルトリーや純粋語唖，失構音とも呼ばれる．発話に関係する筋群（舌，口唇，下顎など）に麻痺や運動障害はないにもかかわらず，それらをどのように動かすか，どこに位置づけるか，どの順序で動かすかといった構音運動のプログラミングの障害により，一貫性のない音の誤り（置換，歪み，省略，付加），探索行為，発話開始困難，発話速度の低下，努力性，プロソディの異常などが生じる．

《用語解説》　音の誤りの種類

置換
「バナナ（[banana]）」が「ガナナ [ganana]」になるなど音の置き換えがみられるもの．

歪み
音が日本語表記できないもの，歪んで聞こえるもの．

省略
「バナナ（[banana]）」が「アナナ [_anana]」のように音が一部脱落すること．

付加
「バナナ（[banana]）」が「バイナナ [bainana]」のように音が一部付け加わること．

主な病巣

左中心前回下部とされる．

主な評価法・検査法

- 標準失語症検査（SLTA）
- WAB 失語症検査
- 構音検査
- 発語失行症検査
- 自発話の観察

JCOPY 88002-193

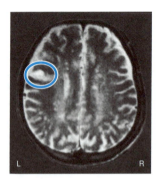

図49 脳梗塞により,発語失行をきたした症例の MRI T$_2$ 画像
左中心前回に比較的限局された高信号域の病巣がみられる(○で囲んだ箇所).図で示す病巣よりも下方での病巣が多く,ブローカ失語の病巣に含まれることが多い.

主な訓練法

　口型(視覚)に加え聴覚刺激を呈示し斉唱させる,口型のみ呈示し復唱させる,聴覚刺激のみで復唱させる,文字の刺激で音読させるなどを用いたローゼンベックによる刺激や発話条件をコントロールするための8ステップ法がある.また,発声訓練,構音器官運動訓練などもある.

7-1. 失読，失書
alexia/agraphia

失読，失書とは

　失語症に伴う読み書きの障害と異なり，言語の理解，発語，復唱はほぼ正常であるにも関わらず，文字の読み書きが強く障害される症状である．読む能力の障害では，まとまりのある語よりも単一の文字の障害がより強い．また，仮名文字よりも漢字のほうが読みやすいとされる．失書は書く能力の障害で左右両方の手に現れ，写字は保たれやすい．

主な評価法・検査法

●標準失語症検査
　(SLTA：Standard Language Test of Aphasia)
　日本高次脳機能障害学会により作成された，わが国における失語症の代表的な検査．26項目の下位検査で構成されており，「聴く」「話す」「読む」「書く」「計算」について評価する．評価は単なる○×ではなく，6段階で行われる．
●WAB 失語症検査
　失語症の包括的検査の1つで，検査の得点から失語症のタイプ分類を試みている．結果から失語指数が算出可能で，また失行や半側空間無視などの検査項目を合わせて行うことで大脳皮質指数も算出できる．
●抽象語理解力検査
●失語症語彙検査
●SALA 失語症検査
●写字

JCOPY 88002-193

103

7-2. 純粋失読
pure alexia

症状

書字・書き取りは良好である．しかし，音読・読解ともに障害され，自分で書いた文字もしばらくすると読めなくなるが，なぞり読み（schreibendes lesen，p.105参照）は可能なことが多い．また，鉛筆やボールペンなどを使わず眼前の空間に指を用いて文字を想起するような仕草（空書）は可能なことが多い．

主な病巣

左後頭葉内側面および脳梁膨大部でみられるが，側脳室後角近傍の皮質下，角回領域皮質下でも生じうる．

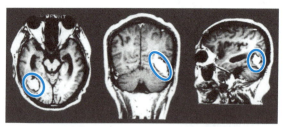

図50 純粋失読を呈した症例のMRI T_1強調画像
左より水平断，冠状断，矢状断

主な評価法・検査法

- 標準失語症検査（SLTA）
- WAB失語症検査
- 抽象語理解力検査
- 失語症語彙検査
- SALA失語症検査
- 写字

主な訓練法

　一文字ずつは読めるが単語をまとめて読めない逐次読み，見ただけでは読めない字を，指でなぞらせたりするなぞり読み，手掌に書いて読ませる方法，さらに空書や写字を用いた仮名，漢字音読訓練がある．さらに，単語を逐字読みではなく，全体として読むことを促すフラッシュカード法に改良を加えた訓練法などがある．

《用語解説》　なぞり読み（schreibendes lesen）

　Dejerine が報告した読みの障害で，文字をなぞることにより判読が可能となり，読みの一助となる方法．純粋失読に対する訓練法の 1 つとしても用いられる．運動覚性促通とも呼ばれる．

7-3. 純粋失書
pure agraphia

症状

書字を妨げる運動麻痺や失行・失認がないにもかかわらず文字が書けない状態をさす．書字以外の言語様式は保たれ，聞く，読む，話すといった言語面では失語症状を認めない．

主な病巣

左中前頭回後部（Exnerの書字中枢），左角回や縁上回を中心とする頭頂葉領域で，一部側頭葉や上頭頂小葉を含むとされている．

上前頭溝と中前頭溝の間にある脳回の皮質および皮質下を確認するとよい．

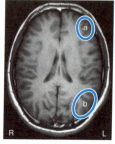

図51 純粋失書をきたす病巣の例
図のaは左中前頭回を中心に皮質および皮質下を，bでは左の角回を中心に後頭葉の一部を含む下頭頂小葉を例として示す（いずれも〇で囲んだ箇所）．画像は健常者のMRI T_1 強調画像である．

主な評価法・検査法

- 標準失語症検査（SLTA）
- WAB失語症検査
- 抽象語理解力検査
- 失語症語彙検査
- SALA失語症検査
- 写字

主な訓練法

漢字と仮名の書き取りおよび写字の訓練．特に写字や空書およびなぞり読みなどを中心に，一文字から数文字程度の単語へ文字数を増やす訓練や指文字をcueとする訓練法などがある．

7-4. 失読失書
alexia with agraphia

症状

失語症を基本的には伴わない．角回病変による失読失書の場合は漢字・仮名ともに障害されるが，読みは仮名文字に障害が強いとされている．その一方，左側頭葉後下部病変では漢字の障害が強い．両型ともなぞり読みを行っても効果はないとされている．

主な病巣

左角回，左下側頭回，紡錘状回の側頭頭頂移行部の皮質および皮質下とされる．

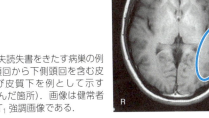

図52 失読失書をきたす病巣の例
左中側頭回から下側頭回を含む皮質および皮質下を例として示す（○で囲んだ箇所）．画像は健常者のMRI T_1 強調画像である．

主な評価法・検査法

- 標準失語症検査（SLTA）
- WAB 失語症検査
- 抽象語理解力検査
- 失語症語彙検査
- SALA 失語症検査
- 写字

7-5. 音韻失読
phonological dyslexia

症状

単語であれば規則語,非規則語の音読は可能であるが,学習したことのない非語(「やしばい」,「がしあ」など)の読みが困難となる.非語の中でも,文字の形態は非語であっても音韻形態が単語となっているもの(同音擬似語:「のーと」,「マナイタ」など)は良好に音読されることが多い.また,復唱は単語,非語のいずれも良好であるとされる.

主な病巣

認知神経心理学的モデルによる失読の分類のため病巣は特に重要視されない.ロゴジェン・モデルの語彙経路は保たれているが,非語彙経路が損傷していると考えられている.

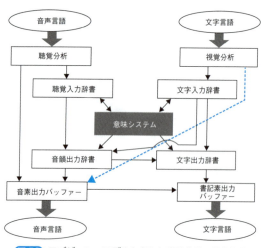

図53 ロゴジェン・モデルからみた音韻失読の発生機序
点線は損傷を示す

主な評価法・検査法

- 標準失語症検査（SLTA）
- WAB 失語症検査
- 抽象語理解力検査
- 失語症語彙検査
- SALA 失語症検査
- 写字

7-6. 表層失読
surface dyslexia

症状

規則語や非語は読むことができるが,例外語(例:書留,海女,強引など)を読むことができない.特に低頻度語では困難となる傾向にある.それに比べ,非語の音読は良好であるとされる.

意味性認知症で出現することが多いとされる.

主な病巣

認知神経心理学的モデルによる失読の分類のため病巣は特に重要視されない.ロゴジェン・モデルの語彙経路が損傷していると考えられている.

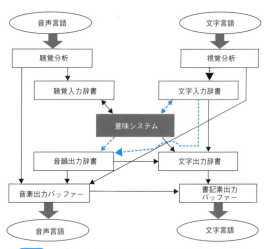

図54 ロゴジェン・モデルからみた表層失読の発生機序
点線は損傷を示す

主な評価法・検査法

● 標準失語症検査（SLTA）
● WAB 失語症検査
● 抽象語理解力検査
● 失語症語彙検査
● SALA 失語症検査
● 写字

7-7. 深層失読
deep dyslexia

症状

非語や単語を意味的に似た語へ誤ったり（例：りんご→みかん），綴りが似た語へ誤る（例：しじみ→さしみ）．誤りには，語の心像性や品詞などが影響し，具象名詞＞抽象名詞＞形容詞＞動詞＞機能語＞非語の順で成績が低下するとされる．

語の具象性の影響を具象性効果（電気は具象的だが，明るいは抽象的である），語の品詞の影響を品詞効果という．

主な病巣

認知神経心理学的モデルによる失読の分類のため病巣は特に重要視されない．非語彙経路と語彙経路の損傷によると考えられている．

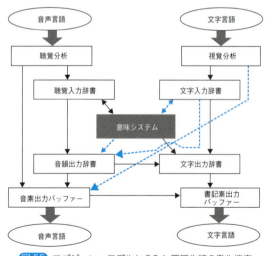

図 55 ロゴジェン・モデルからみた深層失読の発生機序
点線は損傷を示す

主な評価法・検査法

- ◉標準失語症検査（SLTA）
- ◉WAB 失語症検査
- ◉抽象語理解力検査
- ◉失語症語彙検査
- ◉SALA 失語症検査
- ◉写字

7-8. 失算
acalculia

症状

計算能力が障害されたものである．ただし，入院中には計算の必要性が少なく見落としやすい．計算能力には種々の能力が必要であり，失算の原因として①数字の失読・失書にもとづくもの，②数字の空間的配置の間違いから生じる視空間的失計算，③演算操作そのものの障害（失演算）が考えられる．

主な病巣

左角回を中心に上記のさまざまな障害に起因する部位で認められる．

当該病巣は左角回が中心であり，その角回は側脳室体部後方末端から延長線上の皮質周辺がこれにあたる．

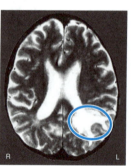

図56 失算を呈した症例のMRI T_2 強調画像

主な評価法・検査法

- 標準失語症検査（SLTA）の計算
- WAIS-Ⅲ（Wechsler Adult Inteligence Scale-Third Edition）の算数

知的能力を測定できる総合的検査．言語性IQ，動作性IQ，総合的IQが算出できる．そのほか，群指数として言語理解，知覚統合，作動記憶，処理速度を求めることも可能である．

8-1. 視空間認知障害

視空間認知障害とは

　視覚を介した空間と対象との処理に関する障害で，左右，前後，上下に広がる空間知覚が脳血管障害等の器質的な疾患により生ずる症状である．具体的には半側視野の外空間が認識されない半側空間無視，街並みの様子がわからなくなること（街並失認）や家に帰る道順がわからなくなる（道順障害）といった地誌的失見当などがある．これらはいずれも日常の生活に影響を及ぼす．

　本書では，代表的な症状である半側空間無視のほか，地誌的失見当，Bálint 症候群を取り上げる．

＊コラム 10 ＊　　Brodmann の脳地図 ③

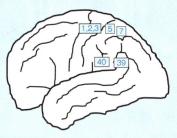

頭頂葉に関するもので知っておきたいものは以下のものである．
　右半球では半側空間無視，病態失認，左半球では観念運動失行，観念失行の他，ゲルストマン症候群についても留意すべきである．

8-2. 半側空間無視
unilateral spatial neglect

症状

大脳病巣と反対側の刺激に対して，発見したり，反応することが障害される状態．右半球損傷による左無視が多いとされる．
食事の左側に手をつけない，車椅子自操時や歩行時に左側にあるものに気づかずぶつかる，病室や自分のベッドにスムーズに到達できないなどの症状がみられる．

主な病巣

右側頭-頭頂-後頭接合部，下頭頂小葉とされる．

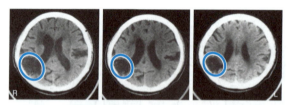

図57 半側空間無視患者のCT画像
図58，59の症例とは異なる症例のCT画像

主な評価法・検査法

- 行動性無視検査（BIT：Behavioural Inattention Test）
- 日常生活場面の観察

日常生活場面の観察では，歩行時や車椅子自操時に左側に寄らないか，安静時に眼球や顔が一定方向を向き続けていないかなどの点に注意する．

主な訓練法

視覚走査訓練，Spatiomotor Cueing，体幹回旋走査訓練，一側性感覚刺激，プリズム順応，持続性注意訓練，アイパッチなどが比較的実施しやすい．

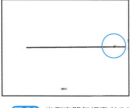
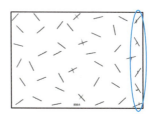

図58 半側空間無視患者の線分二等分線,線分末梢検査の結果
二等分では右寄りに印をつけ,末梢検査では最右列のみを抹消している(いずれも○で囲った部分).図57とは異なる症例.
(日本高次脳機能障害学会編:標準高次視知覚検査.新興医学出版社,1997より許諾を得て掲載)

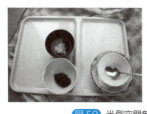
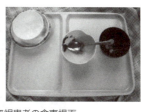

図59 半側空間無視患者の食事場面
御膳の右側にしか手を付けていないが(写真左),この御膳をひっくり返すと残りの食器にも手を付ける(写真右).図58と同じ症例.

8-3. 街並失認
agnosia for streets

症状

よく知っているはずの家が誰の家かわからなかったり，見慣れた市役所や有名な建造物を認識できなかったり，どこの風景かを同定できず目印にすることができない．

ランドマーク失認ともいう．

主な病巣

右側頭後頭葉内側面，特に海馬傍回，舌状回，紡錘状回とされる．

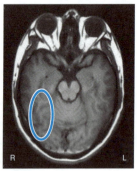

図60 街並失認をきたす病巣の例

右下側頭回および後頭葉下部から舌状回・紡錘状回を含み，一部海馬傍回に達する領域を例として示す（○で囲んだ箇所）．画像は健常者のMRI T_1 強調画像である．

主な評価法・検査法

- 建物の呼び名をきく
- 風景の叙述をさせる
- 地図・見取り図の描画をさせたり，口述させる

8-4. 道順障害
navigational disorder

症状

見慣れた建物や風景は認識できるが，1度に見渡すことのできない空間における道順や2点間の位置関係がわからず道順が辿れない．患者は自宅付近の地図や自宅の間取りなどを描かせても不正確となる．

ナビゲーション障害ともいう．

主な病巣

脳梁膨大後部，後部帯状回，楔前部下部とされる．

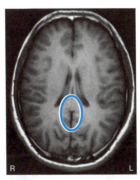

図61 道順障害をきたす病巣の例

脳梁膨大部を中心に後部帯状回を含む領域を例として示す（○で囲んだ箇所）．画像は健常者のMRI T₁強調画像である．

主な評価法・検査法

- 建物の呼び名をきく
- 風景の叙述をさせる
- 地図・見取り図の描画をさせたり，口述させる

8-5. Bálint 症候群
Bálint syndrome

症状

下記の3症状をひとまとまりにしたもの．
①視覚性注意障害：1度に1つの対象しか知覚できない．
②精神性注視麻痺：視覚刺激に対して随意に視線を動かすことができない（追視困難）．
③視覚失調：対象物を注視していても，それをうまく掴めない．

主な病巣

両側頭頂-後頭領域とされる．両側大脳半球の側脳室体部後方から後頭葉にかけての広範な領域に注意する．

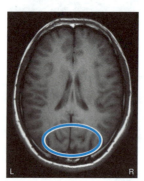

図62 Bálint 症候群をきたす病巣の例
後部大脳縦裂を境に両側の頭頂葉後部から後頭葉の皮質・皮質下を含む領域を例として示す（○で囲んだ箇所）．画像は健常者の MRI T_1 強調画像である．

主な評価法・検査法

●標準高次視知覚検査
（VPTA：Visual Perception Test for Agnosia）

●日常生活場面の観察

　食事動作中に1つの器の食事は食べるが他の食事には手をつけない，歩いている時に周りの様子を把握することができない，小説などの文章を読む際に行の移行が困難である，電気のひもや箸でおかずを掴むことが難しい，などのように，前頁に示した①〜③の症状に関する行為がみられないか観察する．

主な訓練法

　代償手段や環境調整に主眼を置いた訓練法．文書の読み障害については，書見台を用いて視覚的手がかりを与える方法，方向認知の障害に対しては，方向を言語化する方法による訓練，表の読み取りが困難な患者に対しては，カレンダーを代償手段とするなど環境調整による訓練がある．

9-1. 前頭葉機能障害
frontal lobe disorder

前頭葉機能障害とは

前頭葉機能障害は下記の主な部位で,それぞれ異なる症状を呈する.

創造,記憶,思考・判断,注意,人格,遂行機能などのもっとも高次の機能を司る前頭前野のほかに,錐体路(中心前回など)や錐体外路(運動前野など)の対側の運動支配に関する領域がある.さらに,ブローカ野で知られる言語の表出に関わる部位も含まれる.

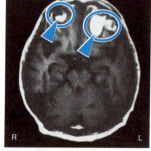

図63 前頭葉損傷患者のMRI T_1強調画像
頭部外傷により両側前頭葉眼窩部に生じた脳挫傷の症例である.矢印で損傷部位を示す.

《用語解説》
錐体路
　運動野から遠心性の神経を末梢に伝える起始部で皮質脊髄路,皮質延髄路,皮質橋核路の3種に別れ下行する.皮質脊髄路は脊髄神経として投射し対側の上下肢および体幹の運動に関与する.皮質延髄路は,脳幹へと下行し12対の脳神経の働きをする.さらに皮質橋核路は小脳へと投射し,主に運動機能や嚥下に関与する.
錐体外路
　運動野の前方に位置する前運動野や補足運動野を起点とし,一次運動野の補助的な役割を果たし,巧緻性が要求される運動や滑らかで正確な運動を完成させる働きを持つ.

9-2. 遂行機能障害
executive dysfunction

症状

自発的かつ計画的な行動を起こすための能力や，目標に到達する一連の行動を取るために必要な能力の障害．例えば，夕食の料理において段取りよく実行できなかったり，料理の後の食器洗いや片付けが十分に行えない．また，洗濯物を畳んで整理するなど，日常の活動を効率よく行うことに困難を示す．

主な病巣

前頭葉背外側面および内側面，またはそのいずれかでも生じる．

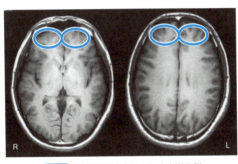

図64 遂行機能障害をきたす病巣の例
○で囲んだ範囲の一側損傷でも症状は出現しうる．画像は健常者の MRI T_1 強調画像である．

主な評価法・検査法

● 遂行機能障害症候群の行動評価
(BADS：Behavioural Assessment of the Dysexecutive Syndrome)
種々の問題解決課題を組み合わせ，さまざまな行動面を評価

できる遂行機能の包括的な検査である．規則変換カード検査，
行為計画検査，鍵探し検査，時間判断検査，動物園地図検査，
修正6要素検査からなる．

◉Wisconsin Card Sorting Test（WCST）

方針・構えを変更する（セットの転換）能力，方針を維持す
る能力をみる．被検者は色，形，数のいずれかについて分類す
ることを求められる．

◉Frontal Assessment Battery（FAB）

前頭葉機能のスクリーニング検査である．類似性，語流暢性，
運動系列，葛藤指示，Go/No-Go課題，把握行動の6項目から
なる．

◉Trail Making Test（TMT）
◉ハノイの塔

主な訓練法

問題解決法，身体運動セット転換法など．

9-3. 性格変化
character change

症状

前頭葉，特に基底部の損傷により情緒と行動の変化がみられる．イライラ感，欲求不満，攻撃的，自己中心的，衝動性，状況判断や内省不可，感情表現が不得手，外界への無関心などが出現し，問題対応能力に変化をきたすことがある．問題対応能力の変化として，相手との会話中に自分をコントロールすることができず，感情的な態度を表すこともある．

主な病巣

大脳辺縁系，両側前頭葉底部（眼窩部）とされる．
眼球上部からさらに上方の領域が描出されるあたりの断面で，前頭葉下部の領域が中心となる．

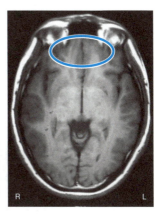

図65 性格変化をきたす病巣の例
両側前頭葉下部を中心に皮質および皮質下を例として示す（〇で囲んだ箇所）．画像は健常者のMRI T_1 強調画像である．

主な評価法・検査法

- Y-Gテスト
- 東大式エゴグラム（TEG）
- 家族など症例の病前をよく知る人からの聴取

9-4. 把握現象
hand grasp phenomenon

症状

本人の意思とは関係なく,手に触れたものや見えたものを握ってしまう現象.
①把握反射:手掌を近位から遠位へ擦る刺激を与えると,指が屈曲する.
②本能性把握反応:触覚刺激があると触ったものを握ろうとする.また,視覚的に提示された物を追跡し,最終的に握る反応を指す.
これらの症状は,反対側の前頭葉内側面損傷などにより生じることが多い.

主な病巣

補足運動野などの一側または両側の前頭葉内側面,脳梁膝部とされる.

大脳縦裂と脳梁膝部が描出される断面で,両側前頭葉内側部に注目する.

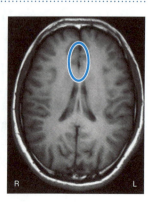

図66 把握現象をきたす病巣の例
両側前頭葉内側面(前部帯状回),脳梁にかけての領域を例として示す(○で囲んだ箇所).画像は健常者のMRI T_1 強調画像である.

主な評価法・検査法

● 手掌部の反射検査
● 手に物品を近づけたり,触れた際の反応の観察

9-5. 拮抗失行
diagnoistic apraxia

症状

　一般に右手の随意運動の遂行を妨げるように左手が拮抗的に働くような動作を行う現象である．例えば，右手でドアノブを右に回そうとすると，左手が反対方向の左にドアノブを回そうとするといった反応がある．右手の動作に相反する動作を左手が行うという点が，他人の手徴候とは明らかに異なるといえる．

　患者自身はその動きをコントロールすることは難しく，右手で制止しようとする．

　脳梁離断症状の1つとして分類されることもある．

主な病巣

　右前頭葉内側面および脳梁膝部近傍とされる．

　把握現象の病巣に一致するところは多いが，右半球の病巣による報告が多い．

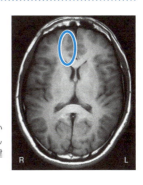

図67　拮抗失行をきたす病巣の例
右前頭葉内側面（前部帯状回含む）から脳梁膝部にかけての領域を例として示す（〇で囲んだ箇所）．画像は健常者のMRI T_1強調画像である．

主な評価法・検査法

- 標準高次動作性検査
  (SPTA：Standard Processing Test of Action)
- 上肢の動作観察

　日常生活において，例えば本のページをめくる際に右手がめくったページを左手が戻そうとすることはないか，タンスの引き出しを右手が開けようとしているにも関わらず左手がそれを閉じようする動作がみられないかなどを観察する．

9-6. 他人の手徴候
alian hand syndrome

症状

　一側上肢が自分の意思に関係なく，非協力的に振る舞う現象．
　例えば，他人の顔にいきなり触れようとしたり，腕が自分の意識とは関係なく動いたり動かなくなったりする．利き手は調べた限り関係ないようである．
　患者自身はその動きを制止しようとしても意思とは無関係に動くため，自らの意思で止めることは困難であることが多い．主に左手に出現するとされ，右手で制止しようとする様子がみられる．
　脳梁離断症状の1つとして分類されることもある．

主な病巣

　前頭葉内側面および脳梁とされる．
　把握現象の病巣に一致するところは多いが，右半球の病巣による報告が多い．

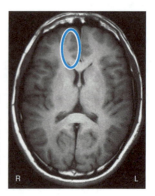

図68 他人の手徴候をきたす病巣の例
右前頭葉内側面（前部帯状回含む）から脳梁膝部にかけての領域を例として示す（○で囲んだ箇所）．画像は健常者のMRI T_1強調画像である．右前大脳動脈の損傷により生じやすい．

主な評価法・検査法 ………………………………………

◉標準高次動作性検査（SPTA）
◉上肢の動作観察
　例として，他人との会話中に左手がその場面にそぐわないような動きをする，あるいは動かしている上肢が自然であるか否かなどについて注意深く観察する．

＊コラム 11＊　脳梁離断で生じるその他の症状

　上記に述べた症状のほかに，左右それぞれの上肢に次のような症状を呈することがある．

・左上肢：失書，失行（観念運動失行），触覚性呼称障害
・右上肢：構成障害

　詳細については，半球離断症候群の項（p. 142）を参照のこと．

＊コラム 12＊　高次脳機能とノーベル賞

　1981 年，カリフォルニア工科大学の Roger W. Sperry は，大脳半球の機能特性に関する発見によりノーベル医学・生理学賞を受賞した．
　同時に受賞した David H. Hubel と Torsten N. Wiesel には視覚システムにおける情報処理に関する研究に対して同賞が贈られた．

9-7. 道具の強迫的使用
compulsive manipulation of tools

症状

眼前に置かれた道具を，使おうとする意思がないにもかかわらず，右手がその道具を勝手に使用してしまう現象である．例えば，机上にあるペンを握って書こうとする，本のページをめくろうとするなどの症状が生じ，それを止めようと患者は左手で制止しようとする．

主な病巣

左前頭葉内側面，帯状回，脳梁膝部とされる．把握現象の病巣に一致するところは多いが，右半球の病巣によることが多い．

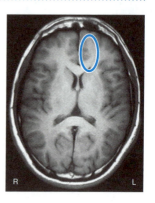

図69 道具の強迫的使用をきたす病巣の例
左前頭葉内側面（前部帯状回含む）から脳梁膝部にかけての領域を例として示す（○で囲んだ箇所）．画像は健常者のMRI T_1 強調画像である．

主な評価法

●上肢の動作観察

具体的には，ハサミなど見慣れた物品を机上に置いた際に，患者の意思とは関係なく右手が道具を使用するかを観察する．また，そういったことが日常場面でも生じていないかも合わせて観察する．さらに，そのような現象に対する患者自身の内省を聴取することも重要である．

9-8. 被影響性症状
stimulus bound behavior

症状

トイレの前を通りかかると尿意がなくてもトイレに入ろうとしたり，カーテンを見るとそれを閉めようとするなど，指示を受けていなくても，そのような行動をまるで環境から命令されたようにその場に合わせて行動を起こしてしまう環境依存症候群がある．その他に利用行動や模倣行動（p. 47 参照）が含まれる．

主な病巣

前頭葉内側面とされる．前頭側頭型認知症にみられやすいとされる．

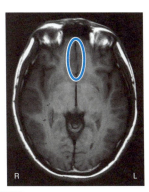

図70 被影響性症状をきたす病巣の例
両側前頭葉下部の内側面を中心とした領域を例として示す（○で囲んだ箇所）．画像は健常者の MRI T$_1$ 強調画像である．

主な評価法

患者に向かい動作や物品，ある環境を提示し，それに反応す

るかを観察する.

　具体例として，検者が簡単な動作（敬礼，じゃんけんのチョキなど）を行った際，何も指示を与えていないにもかかわらず，それを模倣しようとする，道具を机上に置いた物（櫛，歯ブラシなど）を使おうとする，ドアや扉を開けようとする，シーツや布団をたたもうとするなどといった症状がないかを観察する.

《用語解説》

利用行動（utilization behavior）

　眼前の物品を，使うよう指示されていないにもかかわらず使おうとする．また，使わないように指示をしても使ってしまう．道具の強迫的使用には，「使わない」という意思がある一方で，本症状ではそれが乏しいとされる.

模倣行動（imitation behavior）

　患者の前で検者側が簡単な動作（バイバイ，歯磨きなど）を行うと，患者は模倣するように指示されていないにもかかわらず，検者の動きを模倣してしまう．さらに，模倣をしないよう指示しても模倣をしてしまう.

9-9. 運動開始困難
motor initiation difficulty

症状

生得的,または準備状態が完了している運動を意図的に開始できない現象.

具体的には,ボールのキャッチボールをしている際に,ボールを受け取ったあと投げ返そうとした時に動きが止まってしまったり,食事時に箸やスプーンを持ったままでその手が止まってしまうことがある.

主な病巣

一側または両側前頭葉内側面とされる.

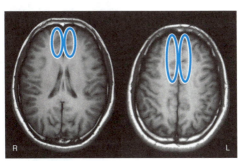

図71 運動開始困難をきたす病巣の例
○で囲んだ範囲の一側損傷でも症状は出現しうる.画像は健常者のMRI T_1 強調画像である.

主な評価法

開眼,閉眼,上肢動作,歩行などを口頭で指示し,それをスムーズに開始できるか観察する.

9-10. 運動維持困難
motor impersistence

症状

閉眼,開口,挺舌などの運動は可能であるが,運動麻痺や指示理解の障害などがないにもかかわらず,その状態を20秒程度維持できない.

主な病巣

右半球,右中大脳動脈領域(特に前頭葉中部)とされる.一側または両側の前頭葉内側面損傷でも出現するとされる.

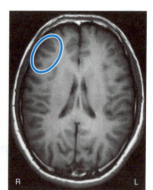

図72 運動維持困難をきたす病巣の例
右前頭葉中部で中大脳動脈領域を中心とした領域を例として示す(○で囲んだ箇所).画像は健常者のMRI T_1 強調画像である.

主な評価法

閉眼や挺舌を指示し,20秒ほど維持できるか観察する.
単一の運動(閉眼など)で可能であっても,2種類の運動を行う場合(閉眼しながら挺舌するなど)には困難なこともある.そのため,単一の運動が可能であった際には,どちらの評価も行うことが重要である.

9-11. 感情失禁
emotinal incontinence

症状

外界からの刺激に対する感情の変化が著しく不安定で、泣いたり、笑ったりするほどの内容ではないにも関わらず、容易に泣いたり、笑ったりする。

家族やリハビリテーションスタッフとの会話などのやり取りの中で、患者自身が心の内で抱えている喜怒哀楽の感情が誘発されるが、それを抑制することができず、本来では泣いたり笑ったりするほどではないにもかかわらず強い反応がみられる。その中でも、悲しみや怒りの感情が前景に出やすい。

主な病巣

脳梗塞などによる前頭葉を含む大脳の広範な損傷とされる。

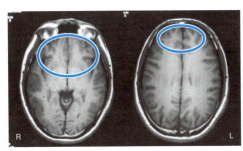

図73 感情失禁をきたす病巣の例
○で囲んだ範囲の損傷で出現しうる。画像は健常者のMRI T₁強調画像である。

主な評価法

- 日常生活場面の観察
- 会話場面における観察

例えば、感情失禁の認められる患者を見舞った際、患者に対

してごく普通に日常のことについて話している最中に,「家族の話」や「仕事の話」,「子や孫の話」などを話すと,それらについて過度に反応し,感情の高ぶりとともに強く泣いてしまう様子が観察される.このような際には,あえて言及せずまったく別の話題を話すことにより感情の治まりを見せることが多い.

> *コラム 13* Brodmann の脳地図 ④
>
>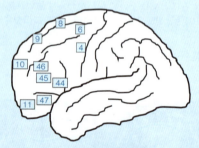
>
> 前頭葉では下記の症状について知っておきたい.
> 前頭前野における注意障害,遂行機能障害,意欲の低下の他,運動性言語野におけるブローカ失語,および前側面を中心とした病巣で現れる道具の強迫的使用,拮抗失行などである.

9-12. 脱抑制
disinhibition

症状

　状況に対する反応として衝動や感情を抑えることが困難になり，社会的に許容される範囲を超えた逸脱行動をとってしまう．具体的には，易怒性，性的逸脱行動，窃盗，ギャンブルなどが含まれる．患者自身はそれらの行動について，「いけないこと」と社会的に許される行為ではないことを理解しているようにみえるが抑制ができない．してしまったあとに謝ることはあっても，深刻味に欠ける．

　脳の外傷，特に前頭葉の損傷では共通した症状としてみられるほか，せん妄，躁状態，薬物・アルコールの影響下にある人にも認められる．

主な病巣

　前頭葉眼窩面の障害，最近では右側の側坐核，上側頭皮質，内側側頭葉の萎縮との関連性も指摘されている．
　眼球上部からさらに上方の描出されるあたりの断面で両側前頭葉に注目する．

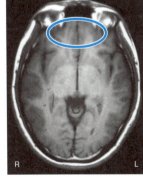

図74　脱抑制をきたす病巣の例　両側前頭葉眼窩面を中心とした領域を例として示す（○で囲んだ箇所）．画像は健常者のMRI T₁強調画像である．

主な評価法 ....

●ギャンブリング課題
●病室および日常での観察
●会話場面における観察

　病棟や訓練場面で怒りやすい傾向がないか，買い物の際に好きなものだけを買いすぎるなどといった行動がないか観察したり，周囲からの情報を得る．

9-13. 保続
perseveration

症状

　脳血管障害や頭部外傷などにより，一度なされた行為（発話を含む）または行為の一部（その行為が正しいものであるか否かを問わない）が，その行為を既に必要としない状況であっても，なおその行為が同じように出現する状態であり，意図性保続と間代性保続に分かれる.

①意図性保続

　意図して行為を行おうとすると，以前に行った行為が出現すること．失語症患者で多くみられる症状で，ある物品または絵カードを呼称する際，課題が移ってもなお同じ名称を言い続ける現象．（例：呼称課題にて「犬」を見て「いぬ」と答えた後に，「本」の絵を見て「いぬ」と言ってしまうなど.）

②間代性保続

　まとまりのあるなんらかの行為を行い始めると，そのすべてまたは一部を不随意的に繰り返してしまうことである．吃音（語頭音の反復），語の一部の反復，文の終末の反復でみられる語句の反復（語間代）などがある．動作でも見られる.

主な病巣

　前頭葉を中心にさまざまな領域でみられる．原因となる障害の損傷領域による．例えばウェルニッケ失語では側頭葉に多い.

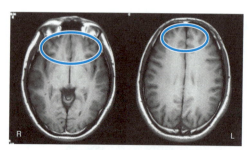

図75 保続をきたす病巣の例
両側前頭葉下部（左図）と両側前頭葉上部（右図）を中心とした領域を例として示す（○で囲んだ箇所）．画像は健常者の MRI T_1 強調画像である．

主な評価法

- 呼称課題
- 物品による口頭命令に従うなどの課題
- 課題中の反応の観察

9-14. 意欲障害
apathy

症状

感情と情動の鈍磨した状態．ぼんやりしており，自発性に欠け寡動な状態だが，外からの刺激に対して反応を示すこともある．うつ状態とは異なるもので，悲哀感を示すということがないとされている．

主な病巣

前頭葉内側面，前部帯状回などとされる．

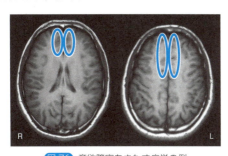

図76 意欲障害をきたす病巣の例
○で囲んだ範囲の損傷で出現しうる．画像は健常者の MRI T_1 強調画像である．

主な評価法・検査法

●標準意欲評価法
 (CAS: Clinical Assessment for Spontaneity)
意欲の低下や自発性の低下のレベルを定量的に評価できる．
●日常生活場面の観察
食事場面で自発的に食べようとするか，病室内で通常であれば行うと思われる過ごし方（テレビを点けて見る，読書をするなど）で，自分からはほとんど何もしなくなるような状態がないかを観察する．

10-1. 半球離断症候群
callosal disconnection syndrome

半球離断症候群とは

本症状の機序ともいえるが,手術による脳梁(p.143,用語解説参照)の切断や,腫瘍,梗塞などの脳梁病変により,左右大脳半球間の連絡経路が断たれ,それぞれの半球の情報が対側に伝達されなくなることで生じるさまざまな高次脳機能障害.

それぞれの症状は左手優位に出現する症状と右手優位に現れる症状がある.各症状を理解するには左右の各大脳半球が司っている機能の理解と,遠心性および求心性の神経が交差するということの理解が必要となる.

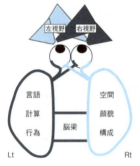

図77 左右の視覚情報と左右大脳半球の機能
右視野(紺)から入った情報は左大脳半球に入力し,左視野(水色)からの情報は右大脳半球に入力することを示している.

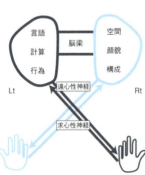

図78 左右上肢の支配と左右大脳半球の機能
左知覚情報(体性感覚)は脊髄を経由して,求心性の神経線維として対側の大脳に至る.反対に右の知覚情報(体性感覚)は脊髄を経由して,求心性の神経線維として対側の大脳に至る.一方,運動は大脳の中心前回(錐体路)から始まり,遠心性の神経線維として反対側の上下肢を動かす.

主な病巣

脳梁とされる.

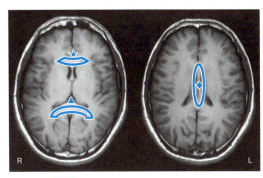

図79 半球離断症候群をきたす病巣の例
★は脳梁膝部, ▲は脳梁膨大部, ◆は脳梁体部（幹部）を示す. 画像は健常者のMRI T_1 強調画像である.

《用語解説》 脳梁（corpus callosum：CC）

もっとも大きな交連線維で, 左右の大脳半球を結ぶ神経線維の数は8000万とも2億とも言われるほど膨大な数である.

膝部を含む前方では両側の前頭葉を連絡し, 膨大部を含む後方では両側の大脳後部を連絡している.

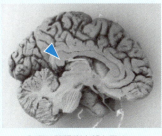

矢印は脳梁膨大部を示す.

主な評価法 ∙∙∙

◉片手ずつによる課題（p. 145, 146 を参照）
◉感覚情報の異同判断・転移課題
　閉眼した状態で，片方の手で触ったものと，もう一方の手で
触ったものが同じものかどうかを判断させる感覚情報の異同判
断や，閉眼した状態で触った指やある形を作らせて，反対側の
手指で同じ指を触ったり，同じ形を作ることができるかをみる
感覚情報の転移課題を行う．

10-2. 左手優位の症状
left hemisphere dominant

症状

左手優位の症状としては，左触覚性呼称障害，左手の失書，左手の失行（観念運動失行），左手の失算などがある．これらの症状については，一般的に優位半球が左側で，右利きの場合である．

①触覚性呼称障害：目隠しをし，片手で物品に触れた際，右手で触れたものは呼称できるが，左手で触れたものは呼称できない．
②失書：右手の自発書字や書き取りは可能だが，左手での書字が困難な状態．
③失行：右手での慣習的動作（歯を磨く，髪をとかす，文字を書く，ボールを投げるなど）は可能だが，左手での動作が困難となる状態．

主な病巣

脳梁幹後半部とされる．
両側側脳室体部にまたがる部位の中央から後方部にかけての病巣に注目する．

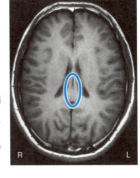

図80 左手優位の症状をきたす病巣の例
脳梁幹後半部を中心とした領域を例として示す（〇で囲んだ箇所）．
画像は健常者のMRI T_1強調画像である．

主な評価法

● 片手ずつによる書字課題
● 動作課題
　（観念運動失行をみる課題：慣習的動作，ルリアのあご手など）

10-3. 右手優位の症状
right hemisphere dominant

症状

右半球に主に局在する機能が,脳梁が離断することにより左手では可能なことが右手では困難となる.構成障害が代表的なものである.
<u>構成障害</u>:積み木の構成や立方体の模写が左手では可能だが,右手では困難な状態.例えば情景画を描く場合,市街地の建物や一軒家を立体的に描けない.

主な病巣

脳梁幹後半部とされる.
両側側脳室体部にまたがる部位の中央から後部にかけての病巣に注目する.

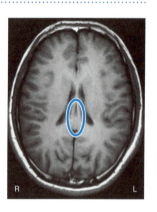

図81 右手優位の症状をきたす病巣の例
脳梁幹後半部を中心とした領域を例として示す(○で囲んだ箇所).画像は健常者のMRI T₁強調画像である.

主な評価法

●片手ずつによる構成課題

それぞれの手で,WAISにある積み木問題やコース立方体検査で用いる積み木を使ったり,画用紙に立方体の絵を描かせたりする.

11-1. 健忘
amnesia

健忘とは

記憶における記銘,保持,再生のいずれかの過程に障害があることにより,「忘れる」,「覚えられない」といった症状を呈するもの.記憶障害(memory disturbance)と呼ばれることがある.

記憶には情報を覚える段階の記銘,覚えておく段階の保持,思い出す段階の再生があるとされる.また,記憶に関する神経回路として,パペッツの回路とヤコブレフの回路が存在する.それぞれの回路については図82, 83参照のこと.

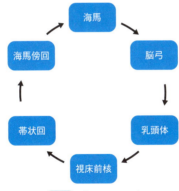

図82 パペッツの回路
脳の内側面をサーキット状に巡る各組織をイメージすると理解しやすいと思われる.
海馬から始まり,海馬傍回を経て海馬へと戻る.

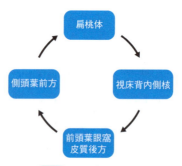

図 83 ヤコブレフの回路
脳の底面をサーキット状に巡る各組織を
イメージすると理解しやすいと思われる.
扁桃体や前頭葉眼窩皮質といった組織を
経由する点がパペッツの回路とは異なる.

主な訓練法

視覚イメージ法, 頭文字記憶法, PQRST 法, エラーレスラーニング, 間隔伸長法, 手がかり漸減法, 環境調整, 代償手段など.

11-2. 前向性健忘
anterograde amnesia

症状

発病後の，さまざまな出来事（食事したこと，家族が見舞いに来てくれたこと，回診があったことなど）に対する健忘をさす．または，新しいことを覚えられないことをさす場合もある．担当のリハビリテーションスタッフと何度あっても初対面のような対応であったり，「覚えていない」や「忘れた」といったことが聞かれたり，既知感のない反応がみられたりすることもたびたび観察される．

主な病巣

海馬，扁桃体，乳頭体，視床，前頭葉とされる．

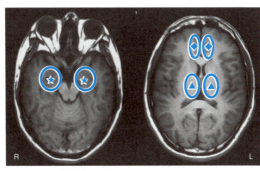

図84 前向性健忘をきたす病巣の例
★は扁桃体および海馬近傍を示し，右図の前方（◆）は帯状回，後方（▲）は視床前核および背内側核が位置する場所を示す．画像は健常者のMRI T_1 強調画像である．

主な評価法・検査法

● ウェクスラー記憶検査法 改訂版（WMS-R：Wechsler Memory Scale-Revised）
言語性記憶，視覚性記憶，注意/集中力，遅延再生，総合記憶

といった記憶のさまざまな側面について評価できる．しかし，長期記憶，習得技能の記憶，意味記憶，展望記憶に関する項目は含まれていない．

●リバーミード行動記憶検査

日常生活上で遭遇することが想定される状況を可能な限りシミュレーションすることで，日常記憶の評価が可能な検査バッテリーである．

●標準言語性対連合学習検査（S-PA：Standard verbal paired-associate learning）

言語性記憶（行われた内容を覚えている，約束を覚えている，自らが予定したことを行うときなどに必要な言語を用いた記憶）を把握するための検査．記憶障害のスクリーニングツールとしても使用される．

●Rey 聴覚言語性学習検査（RAVLT：Rey-Auditory Verbal Learning Test）

関連性のない 15 単語（リスト A）を覚えてもらい，直後再生を行う．それを 5 回繰り返した後に，干渉課題としてリスト A とは別の 15 単語（リスト B）の直後再生を行ってもらう．その後，リスト A の再生をさせ，何語覚えているかを評価する．さらに，再認課題としてリスト A とリスト B に 20 語を加えた合計 50 単語について，リスト A に含まれていた単語であるかどうかを問う．

●Rey 複雑図形検査（ROCFT：Rey-Osterrieth Complex Figure Test）

模写の後に再生を行ってもらうことで評価する．直後再生，3 分後再生，遅延再生といった方法が用いられる．視覚記憶のほかに，構成能力，遂行機能なども評価可能である．

●ベントン視覚記銘検査

代表的な視覚性の記銘力検査で，複数の図版，方法が記されている．各図版は「全か無か」により採点され，1 か 0 点が与えられる．

●数唱，単語リストの記憶課題

11-3. 逆向性健忘
retrograde amnesia

症状

健忘発症以前の出来事についての想起障害をさす．より発症（受傷）時点に近い記憶のほうが想起しにくく，より古い（過去の）記憶のほうが想起しやすい．

具体的には発症時直前や数日前までの出来事はほぼ覚えていないが，より過去の記憶（2～3ヵ月前の出来事）は思い出すことができる．症状が重度なほど想起困難な過去の期間が長くなる傾向にあり，予後は不良とされる．

主な病巣

海馬，扁桃体，乳頭体，視床，前頭葉とされる．

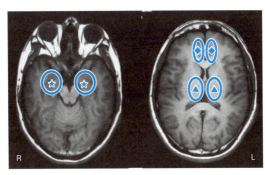

図85 逆向性健忘をきたす病巣の例
★は扁桃体および海馬近傍を示し，右図の前方（◆）は帯状回，後方（▲）は視床前核および背内側核が位置する場所を示す．画像は健常者のMRI T_1強調画像である．

主な評価法・検査法

●自伝的記憶のインタビュー

発症直前,発症より数時間前,数日前,数週間前,数ヵ月前,数年前などのように過去に遡った形で質問を行い,どの時点までの記憶が定かでないかを確認する.同様の質問を家族など,患者本人をよく知る人にも行い,その内容が適切であるかを確認する必要がある.

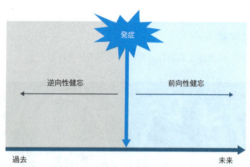

図86 前向性健忘と逆向性健忘の概念図
発症を起点に,時間軸とは「逆向き」の健忘が逆向性健忘,時間軸に沿った「前向き」の健忘が前向性健忘となる.

11-4. 作業記憶障害
impairment of working memory

症状

複数の作業を同時に行うために必要な情報の選択,注意の配分,各情報の把持・消去などの機能の障害.例えば,会話の中で何について話されていたかを覚えていることが難しくなり,話の内容について理解が困難となったり,買い物の際に簡単な計算を行うことができず必要な品物の合計金額がわからなくなったりする.作動記憶障害ともいわれる.

主な病巣

前頭前野背外側部(中前頭回など),尾状核頭部背側部とされる.

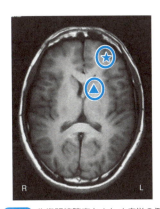

図87 作業記憶障害をきたす病巣の例
左中前頭回(★),左尾状核頭部(▲)を中心とした領域を例として示す(○で囲んだ箇所).画像は健常者のMRI T₁強調画像である.

主な評価法

● 計算課題
● 逆唱課題

> **＊コラム 14＊　ワーキングメモリ（作業記憶）とは**
>
> 　会話を成立させる（会話を維持，進行する）ために大切な記憶といえる．したがって，この記憶が障害されると日常会話の中で何についての話であったかを忘れてしまう．そのほかに，計算（暗算）やメモを取る，複数の作業を並行して行うなどの際にも，この記憶が用いられるとされる．作動記憶ともいわれる．

11-5. 作話
confabulation

症状

実際にはまったくなかったことを実際の話として作り話すること．記憶障害によくみられる症状．

自発性作話，誘発性作話に分けられ，他者との会話などなしに話される作話を自発性作話といい，前脳基底部健忘では顕著であるとされる．また，誘発性作話とは会話や記憶の想起が求められる質問などにおいて誘発される作話をいう．

主な病巣

両側前頭葉，両側基底核とされる．

両側前頭葉の比較的下部の領域およびレンズ核や視床が描出される断面に注目する．

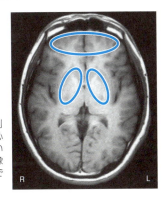

図88 作話をきたす病巣の例
両側前頭葉，両側基底核を中心とした領域を例として示す（いずれも○で囲んだ箇所）．画像は健常者のMRI T₁強調画像である．

主な評価法・検査法

●会話中心のインタビュー

入院中の出来事や患者自身のことについて話をする中で観察を行い，それらの内容について患者をよく知る者（病棟スタッフや家族など）に確認をとる．

11-6. コルサコフ症候群
Korsakoff syndrome

症状

以下の①〜⑤の症状がコルサコフ症候群の特徴的症状とされる．
① 前向性健忘（発症後のことについて覚えられないこと）
② 逆向性健忘（発症前のことについて思い出せないこと）
③ 見当識障害（現在の時間や場所について正確に把握できないこと）
④ 作話（実際にはまったくなかったことが，健忘患者の発話内容に含まれていること．自発性作話，誘発性作話に分けられる）
⑤ 病識の欠如（現在の自身の病態についての認識の乏しさを呈すること）

主な病巣

乳頭体，視床，視床下部，中脳水道から第四脳室周囲，小脳などとされる．

ビタミン B1 が不足することにより生じるウェルニッケ脳症の後遺症である．糖の代謝に必須とされるビタミン B1 が，アルコールを分解するために使われることからアルコール依存症者などにみられやすいとされる．

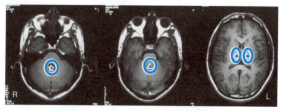

図89 コルサコフ症候群をきたす病巣の例
第四脳室（★），中脳水道近傍（▲），両側視床（◆）を中心とした領域を例として示す（いずれも○で囲んだ箇所）．画像は健常者のMRI T₁強調画像である．

主な評価法・検査法

- ウェクスラー記憶検査法 改訂版(WMS-R)
- 標準言語性対連合学習検査(S-PA)
- Rey 聴覚言語性学習検査(RAVLT)
- Rey 複雑図形検査(ROCFT)
- ベントン視覚記銘検査
- 自伝的記憶インタビュー

コラム 15 Brodmann の脳地図 ⑤

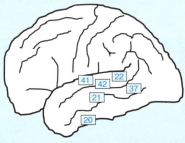

側頭葉では下記のことについて知っておきたい.
 広義および狭義(環境音失認)の聴覚失認,記憶障害,感覚性言語野におけるウェルニッケ失語の他,右半球における感覚性失音楽などについても知っておくべきである.

12-1. 認知症
neurocognitive disorder/dementia

認知症とは

　大脳の疾患，または大脳へ影響を及ぼす全身性の疾患により，記憶や言語，行為，認知などの機能が慢性的に障害され，その結果社会的生活を営むことが困難になること．つまり，認知症では，脳そのものまたは脳へ悪影響を及ぼす疾患により複雑な手段的日常生活動作（電話帳を調べたりして電話をかける，1人で家事をこなす，自分で公共交通機関を利用して旅行するなど）が阻害されたものをいう．

　認知症とは別に，MCI（Mild Cognitive Impairment：軽度認知障害）は軽度の認知機能の障害がみられ，複雑な手段的日常生活動作は保たれるが，以前より大きな努力を要する状態をいう．

表4　認知症の経過

	主な初期症状	経過	予後
脳血管障害型認知症（VaD）	損傷する部位により異なる	段階的増悪，緩徐進行性	リハビリテーション・投薬により一定の改善を期待できる
アルツハイマー型認知症（AD）	前向性健忘	緩徐進行性	不良だが，投薬および周囲の関わり方により進行を遅らせることは可能
前頭側頭型認知症（FTD）	性格変化		
レヴィー小体型認知症（DLB）	幻視		

主な評価法・検査法

◉Mini-Mental State Examination（MMSE）

　国際的に広く用いられている認知症のスクリーニング検査である．最高点は30点で，23点以下であれば認知症の可能性が高いとされる．模写課題，自発書字課題などの口頭指示以外の課題も含まれている．

●改訂 長谷川式簡易知能評価スケール
　（HDS-R：Hasegawa's Dementia Scale-Revised）

　認知症のスクリーニング検査時に用いられる．HDS-R の最高点は 30 点で，20 点以下を認知症，21 点以上を非認知症とした場合に高い弁別性を示すとされる．MMSE と似た内容だが，課題は口頭指示のみで形成されている．

●臨床認知症評価法（CDR：Clinical Dementia Rating）

　本人と家族に対し，半構造化された認知機能に関する質問を行い認知症の有無や重症度を評価する．質問は記憶，見当識，判断力と問題解決能力，社会適応，家庭状況，介護状況の 6 項目である．

●WAIS-Ⅲ成人知能検査

　知的能力を測定できる総合的検査である．言語性 IQ，動作性 IQ，総合的 IQ が算出できる．そのほか，群指数として言語理解，知覚統合，作動記憶，処理速度を求めることも可能である．

●レーヴン色彩マトリックス検査
　（RCPM：Raven's Colored Progressive Materices）

　簡易に実施可能な知能の検査で，失語症などの言語面に障害のある患者に対しても実施できる．問題はセット A，セット A_B，セット B がそれぞれ 12 問で構成されている．

●N 式精神機能検査
●Functional Assessment Staging（FAST）
●Alzheimer's Disease Assessment Scale-cognitive sub-scale（ADAS-cog）
●介護者へのインタビュー
●日常生活場面の観察

主な訓練法

　記憶訓練，現実見当識訓練（Reality Orientation Therapy，時間，場所といった見当識機能の向上を目的に行う），音楽療法（認知機能の賦活，心理面，表情の改善，コミュニケーションの促進を目的に行う），回想法（心理面の安定・改善，BPSD 軽減，コミュニケーション促進を目的に行う），動物介在療法

（animal assisted therapy, 健康, 自立, QOL の改善を目的に行う）, 光療法, 学習療法（コミュニケーション機能, 認知機能, ADL 等の維持・改善を目的に行う）, バリデーション（心理面の安定, 不安, 悲哀感, 衝動的症状の改善を目的に行う）など.

＊コラム 16 ＊　認知症の診断に用いる神経心理学的検査以外の評価

認知症の診断に神経心理学的検査は重要な意味を持つが, それ以外にも診断に欠かすことのできない, または診断を下すうえで重要な検査は複数ある.

〈脳の形態を評価するもの〉
→CT, MRI：脳の萎縮の有無や程度, 部位を評価する.

〈脳の機能を評価するもの〉
→PET, SPECT, f-MRI など：脳の機能の低下の有無や程度, 部位や血流などを評価する.

〈その他〉
→髄液検査, 血液検査：髄液内に含まれるたんぱく質の異常の有無や程度, 脳に影響を与える全身の疾患の有無などを評価する.

また, 認知症以外の高次脳機能障害についても言えることではあるが, 発症からの経過や症状の出現に気づいたきっかけ, その時期など, 家族や主介護者にしかわからないことについての情報収集も怠ってはならない.

12-2. 脳血管障害型認知症
vascular neurocognitive disorder/ vascular dementia

症状

　突然に発症し，段階的に増悪することが多く，症状の変動もみられる．脳血管障害と認知症との因果関係が明らかである．症状は病巣によって四肢の麻痺，摂食嚥下障害，言語障害，記憶障害，その他認知機能障害などさまざまであり，まだら認知症ともいわれる．そのほか，感情失禁，動作の緩慢さなども当該認知症を支持する症状である．

主な病巣

　梗塞や出血を生じた両側大脳に及ぶ病巣のほか，皮質下で複数の小梗塞（ラクナ梗塞）でも生じうる．

主な評価法・検査法

- ◉MMSE
- ◉改訂 長谷川式簡易知能評価スケール（HDS-R）
- ◉N 式精神機能検査
- ◉臨床認知症評価法（CDR）
- ◉FAST
- ◉ADAS-cog
- ◉WAIS-Ⅲ成人知能検査
- ◉レーヴン色彩マトリックス検査（RCPM）
- ◉介護者へのインタビュー
　脳血管障害の既往の有無，脳血管障害の家族歴，発症からの経過など．
- ◉日常生活場面の観察
　患者の生活場面を観察し，これまでの章で述べてきたような認知機能の障害（失行，失認，記憶障害など）と思われるような症状がないかを確認する．

JCOPY 88002-193

12-3. アルツハイマー型認知症
neurocognitive disorder due to Alzheimer's disease/Alzheimer's dementia

症状

記憶障害は近時記憶の障害から始まることが多く，ごく初期は本人または家族，あるいはその両者が加齢によるもの忘れと勘違いし，発見が遅れることもあり注意が必要である．また，進行するに伴い，言語障害や視空間認知障害なども現れるほか，幻覚や物盗られ妄想，嫉妬妄想などの被害妄想を生じることも珍しくない．記憶障害や視空間認知障害が背景にあると考えられる徘徊が見られるようになる．それらと前後して意欲の低下を示し，これまで行っていた趣味活動等への興味や関心も低下する．認知症全体の50～60％程度を占めるとされている．

主な病巣

海馬，側頭葉皮質，Meynert 基底核などとされる．
アルツハイマー型認知症のリスク因子としては，年齢，生活習慣病，家族歴など多くの影響が示唆されている．また，脳にアミロイドβ蛋白やタウ蛋白の蓄積が見られ，それぞれ老人斑，神経原線維変化との関連が示されている．

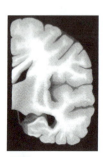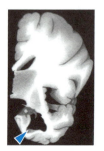

図90 アルツハイマー型認知症をきたす病巣の例
正常例（左）と，アルツハイマー型認知症例（右）の脳の前額断による剖検例の描画．アルツハイマー型認知症例には海馬の著明な萎縮が認められる．

主な評価法・検査法

- ●MMSE
- ●改訂 長谷川式簡易知能評価スケール（HDS-R）
- ●N式精神機能検査
- ●臨床認知症評価法（CDR）
- ●FAST
- ●ADAS-cog
- ●WAIS-Ⅲ成人知能検査
- ●レーヴン色彩マトリックス検査（RCPM）
- ●介護者へのインタビュー

　家族には症状に気づいたきっかけ（服装や身だしなみなどに頓着がなくなったなど），気づいてからの経過（趣味活動に興じなくなってきたなど）や現在気になっている症状などを聴取する．また，家族を含めた介護者などからは，これまでの経過，最近の様子や変化，日常生活上での様子を確認する．

- ●日常生活場面の観察

　記憶障害を疑わせるような様子(同じことを何度も聞くなど)がみられたり，入院しているにもかかわらず夕方に「家に帰る」と言い出す，病前であればできていたであろう道具の操作が困難になるなどといった症状がないかを確認する．また，最近あった出来事について患者自身に聞いてみることも重要である．

＊コラム17＊　認知症の薬物療法

　本邦で認可されているアルツハイマー型認知症に対する薬物は，アリセプト（塩酸ドネペジル），レミニール（ガランタミン），イクセロン/リバスタッチ（リバスチグミン），メマリー（メマンチン）の4つである．薬物の投与だけではなく，非薬物療法や周囲の人の関わり，環境の調整といった介入も重要である．

12-4. 前頭側頭型認知症
frontotemporal neurocognitive disorder/
frontotemporal dementia

症状

65歳以前の比較的若い年齢で発症することが多いとされる．万引き，暴力といった反社会性行動や，不潔な行為を行う，同じ行為を繰り返す，1つの食べ物だけに固執する，などといった行動がみられ，周囲から性格が変わったといわれることもある．記憶障害は，発病時にみられることは少ない．代表的なものに Pick 病が挙げられる．

> 《用語解説》 Pick 病
> Pick 球と呼ばれる神経細胞内に形成される球状の物質が沈着するもので，前頭葉および側頭葉の萎縮が著明なことが多いとされる．

主な病巣

両側前頭葉や側頭葉前方の高度な脳葉萎縮によるとされる．

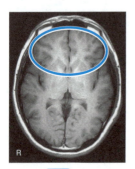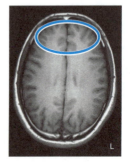

図91 前頭側頭型認知症をきたす病巣の例
右は両側の前頭葉前方部，左は両側前頭葉から側頭極を含む領域を例として示す．画像は健常者の MRI T_1 強調画像である．

主な評価法・検査法

- MMSE
- 改訂 長谷川式簡易知能評価スケール（HDS-R）
- N 式精神機能検査
- 臨床認知症評価法（CDR）
- FAST
- ADAS-cog
- WAIS-Ⅲ成人知能検査
- レーヴン色彩マトリックス検査（RCPM）
- 介護者へのインタビュー

　家族には症状に気づいたきっかけ（これまでとは人が違ったようにみえるなど），気づいてからの経過（特定の事物にこだわるようになってきた，言語障害など）や現在気になっている症状などを聴取する．また，家族を含めた介護者などからは，これまでの経過，最近の様子や変化，日常生活上での様子（融通が利かないなど）を確認する．

- 日常生活場面の観察

　前頭葉症状（第9章参照）を疑わせるような様子や，我が道を行く行動をとることはないか，何かに固執する傾向がないかなどを確認する．

＊コラム 18＊　治療可能な認知症（treatable dementia）

　くも膜下出血などによる脳血管障害後にみられる正常圧水頭症（NPH）や頭部外傷後などにみられる慢性硬膜下血腫，ビタミン不足などによる認知症に対して，シャントや血腫の除去，投薬などにより改善する認知症もあるため，専門医による診断が肝要である．

12-5. レヴィー小体型認知症
neurocognitive disorder with Lewy bodies/dementia with Lewy bodies

症状

　幻視体験が他の認知症よりも高い頻度で認められる．幻視ははっきりと見えることが多く，人や虫，小動物などが多いとされる．また，1日の中で気分の変動も大きく，動作の面ではパーキンソン症状が現れる．

　幻視は特に他の認知症との違いとして特徴的なものであり，初期の頃から出現することが多いとされている．睡眠時に異常な行動を示すレム睡眠時行動障害がみられることもある．

主な病巣

　頭頂葉から後頭葉にかけての血流低下によるとされる．

　レヴィー小体という異常な蛋白の沈着が中枢神経系（特に大脳）にみられる．また，進行に伴い記憶障害も出現しうるが，アルツハイマー型認知症よりも海馬の萎縮は軽度であることが多いとされる．

主な評価法・検査法

- Noise Pareidolia Test
- MMSE
- 改訂 長谷川式簡易知能評価スケール（HDS-R）
- N式精神機能検査
- 臨床認知症評価法（CDR）
- FAST
- ADAS-cog
- WAIS-Ⅲ成人知能検査
- レーヴン色彩マトリックス検査（RCPM）
- 介護者へのインタビュー

　家族には症状に気づいたきっかけ（ないはずのものが見えると訴えるなど），気づいてからの経過（症状の変動が大きくなってきたなど）や現在気になっている症状などを聴取する．また，家族を含めた介護者などからは，これまでの経過，最近の様子

や変化，日常生活上での様子を確認する．

◉日常生活場面の観察

幻視を疑わせるような言動（子どもや虫が見えると訴えるなど）やパーキンソン病様の症状（すり足での歩行や前傾姿勢：詳細は p. 181，パーキンソン病を参照），認知機能も含めた症状の日内変動や日間差がないかを確認する．

13. ゲルストマン症候群
Gerstmann syndrome

ゲルストマン症候群とは

　①指示された自身の指または検査者の指を示すことができない手指失認，②左右の識別に困難を示す左右の認知障害（左右失認ともよばれる），③失算，④失書からなる症候群．しかし，4症候が揃うことは少ないとされる．以上の症状は失語症による理解障害や感覚障害などによって説明されるものではない．
　構成障害を伴うことが多い．

主な病巣

　左角回，上頭頂小葉下部とされる．

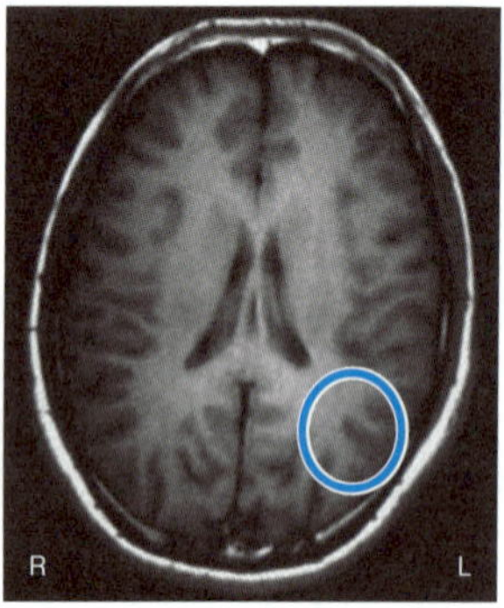

図92　ゲルストマン症候群をきたす病巣の例
左角回を中心に皮質および皮質下を例として示す（○で囲んだ箇所）．画像は健常者のMRI T$_1$強調画像である．

主な評価法・検査法

●標準失語症検査（SLTA）
●口頭での指示

主な訓練法

　書字，計算訓練，各指に対する口頭および文字による同定訓練など．

14-1. 運動障害性構音障害
dysarthria

運動障害性構音障害とは

　発声発語器官に関係する，中枢から末梢の筋のどこかに病変が存在することに起因する speech の障害．

　損傷する部位により出現する症状は異なる（図93参照）．筋や骨自体に傷害が生じるわけではなく，筋を正確に収縮させることが困難となることで生じる．筋や骨自体が傷害をされることにより生じる構音の障害は器質性構音障害という．

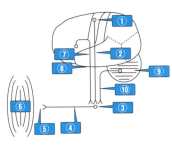

	損傷部位	症状
①	運動野	痙性構音障害
②	上位運動ニューロン	UUMN 構音障害
③	脳神経核	弛緩性構音障害
④	下位運動ニューロン	
⑤	神経筋接合部	
⑥	筋	
⑦	錐体外路	運動低下性構音障害
⑧		運動過多性構音障害
⑨	小脳	失調性構音障害
⑩	小脳路	

図93　さまざまな運動障害性構音障害

主な評価法・検査法 ……………………………………

●標準失語症検査補助テスト（SLTA-ST：Supplementary
Tests for Standard Language Test of Aphasia）
　軽度の失語症の症状把握のためや，成人の運動障害性構音障
害の合併例を含む失語症者に対し行われる．発声発語器官およ
び構音の検査，はい-いいえ応答，金額の計算および時間，まん
がの説明，長文の理解，呼称から成り，そのうち発声発語器官
および構音の検査は運動障害性構音障害の検査として利用でき
る．

●標準ディサースリア検査
（AMSD：Assessment of Motor Speech for Dysarthria）
　主に成人を対象に，発声発語器官の運動機能障害によって生
じる発話の障害を評価する検査である．

●発話特徴抽出検査

●運動障害性（麻痺性）構音障害 dysarthria の検査
（第一次案）—短縮版—

＊コラム 19＊　「運動障害性構音障害」と「発語失行」の違い
　前者は神経や筋の傷害による運動の障害で麻痺や不随意運動，失調を
伴い，構音の誤りは一貫性が高い．これに対し，後者はブローカ失語に
多くみられるもので発声発語器官の麻痺は伴わず，構音をプログラムす
る過程で起こる障害を指し，構音の誤りに一貫性は乏しい．

14-2. 痙性構音障害
spastic dysarthria

症状

構音の歪み，発話速度低下，声の大きさ・高さの単調性，開鼻声，粗糙性嗄声などがみられる．そのほかに筋緊張の亢進，深部反射の亢進，異常反射出現，折り畳みナイフ現象などがみられる．

主な病巣

脳血管障害や頭部外傷などによる両側上位運動ニューロンの障害により生じる．上位運動ニューロンとは，中心前回（一次運動野）〜脊髄，脳幹，小脳までを指し，それらは皮質脊髄路，皮質延髄路，皮質橋核路と呼ばれている．

主な評価法・検査法

● 標準失語症検査補助テスト（SLTA-ST）
　SLTA-STに含まれる発声発語器官および構音の検査
● 標準ディサースリア検査（AMSD）
● 発話特徴抽出検査
● 運動障害性（麻痺性）構音障害 dysarthria の検査
　（第一次案）―短縮版―

主な訓練法

呼吸筋筋力訓練，胸郭可動域訓練，呼吸機能訓練，口腔構音器官筋力訓練，鼻咽腔閉鎖訓練，リラクセーション，フレージング法，ペーシングボード，プロソディ訓練，バイオフィードバック訓練など．

14-3. 弛緩性構音障害
flaccid dysarthria

症状

　構音の歪み，発話速度低下，声の大きさ・高さの単調性，気息性嗄声，開鼻声などがみられる．そのほかの特徴として，筋緊張の低下，反射の減弱または消失，筋の萎縮などがみられる．

主な病巣

　脳血管障害（代表的なものとして球麻痺）やギランバレー症候群などによる下位運動ニューロンの障害により生じる．下位運動ニューロンとは，上位運動ニューロンが下ってきた際に乗り換えたシナプスより遠位の神経（脳神経核以下）を指す．重症筋無力症などの神経筋接合部の傷害，筋疾患などによっても生じる．

主な評価法・検査法

- ●標準失語症検査補助テスト（SLTA-ST）
  SLTA-ST に含まれる発声発語器官および構音の検査
- ●標準ディサースリア検査（AMSD）
- ●発話特徴抽出検査
- ●運動障害性（麻痺性）構音障害 dysarthria の検査
  （第一次案）―短縮版―

主な訓練法

　呼吸筋筋力訓練，胸郭可動域訓練，呼吸機能訓練，口腔構音器官筋力訓練，プリング・プッシング訓練，鼻咽腔閉鎖訓練，フレージング法，ペーシングボード，プロソディ訓練，バイオフィードバック訓練など．

14-4. 運動過多性構音障害
hyperkinetic dysarthria

症状

　構音の歪み，発話速度の異常（低下，変動），声の大きさの変動，発話の不自然な途切れ，努力性嗄声などがみられる．筋の不随意な収縮がみられ，全身をくねらせるような動きが観察されることも多い．

主な病巣

　錐体外路系の障害により生じる．舞踏病，ジストニー，アテトーゼなどにみられる．錐体外路とは，運動の調節に関与する系である．

主な評価法・検査法

- ◉標準失語症検査補助テスト（SLTA-ST）
  SLTA-ST に含まれる発声発語器官および構音の検査
- ◉標準ディサースリア検査（AMSD）
- ◉発話特徴抽出検査
- ◉運動障害性（麻痺性）構音障害 dysarthria の検査
  （第一次案）―短縮版―

主な訓練法

　リラクセーション，あくび・ため息法，ポインティングスピーチ，プロソディ訓練，バイオフィードバック訓練など．

14-5. 運動低下性構音障害
hypokinetic dysarthria

症状

構音の歪み，発話の加速現象，声の大きさの異常（声量低下，単調性），声の高さの単調性，気息性嗄声などがみられる．

反射自体は正常であることが多いとされる．運動範囲の狭小化，運動の開始困難などもみられる．パーキンソン病では安静時の振戦や筋の固縮などもみられる．

主な病巣

錐体外路系の障害により生じる．

代表的な疾患としてパーキンソン病が挙げられる（詳細は p.181，パーキンソン病を参照）.

主な評価法・検査法

◉標準失語症検査補助テスト（SLTA-ST）
　SLTA-ST に含まれる発声発語器官および構音の検査
◉標準ディサースリア検査（AMSD）
◉発話特徴抽出検査
◉運動障害性（麻痺性）構音障害 dysarthria の検査
　(第一次案)─短縮版─

主な訓練法

胸郭可動域訓練，呼吸機能訓練，LSVT，フレージング法，ペーシングボード，ポインティング・スピーチ，DAF，プロソディ訓練，バイオフィードバック訓練など．

14-6. 失調性構音障害
ataxic dysarthria

症状

不規則な構音の歪み,発話速度低下,声の大きさの異常(単調性,変動),爆発性起声,声の高さの異常(単調性,変動)などがみられる.対象物に手を伸ばそうとした際に手が振るえる企図振戦や測定障害,体幹の失調,失調性歩行などがみられる.

主な病巣

小脳出血などの脳血管障害や脊髄小脳変性症などの神経変性疾患により生じる.小脳・小脳路系の障害.小脳は,筋群の伸長・収縮や緊張の調節,身体の平衡を保つといった運動調節,共同運動に関与する.

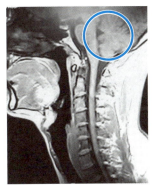

図94 失調性構音障害をきたす病巣の例
小脳,第4脳室,脳幹を含む領域を例として示す(○で囲んだ箇所).
画像は健常者の MRI T_1 強調画像である.

主な評価法・検査法

◉標準失語症検査補助テスト（SLTA-ST）
　SLTA-ST に含まれる発声発語器官および構音の検査
◉標準ディサースリア検査（AMSD）
◉発話特徴抽出検査
◉運動障害性（麻痺性）構音障害 dysarthria の検査
　（第一次案）―短縮版―

主な訓練法

　リズミック・キューイング法，フレージング法，ペーシング
ボード，プロソディ訓練，バイオフィードバック訓練など．

14-7. UUMN 構音障害
unilateral upper motor neuron dysarthria

症状

　構音の歪み，発話速度の異常（変動，低下），声の大きさ・高さの単調性，嗄声などがみられるが，一般的には軽度例が多いとされる．

　痙性構音障害は両側の上位運動ニューロンの障害により生じるものであるが，UUMN 構音障害は一側性の上位運動ニューロン障害により生じる．口腔構音器官は一般的に両側性支配であり，症状が軽度であるものが多いとされるのはそのためである．

主な病巣

　一側上位運動ニューロンの障害により生じる．

主な評価法・検査法

- ●標準失語症検査補助テスト（SLTA-ST）
  SLTA-ST に含まれる発声発語器官および構音の検査
- ●標準ディサースリア検査（AMSD）
- ●発話特徴抽出検査
- ●運動障害性（麻痺性）構音障害 dysarthria の検査
  （第一次案）─短縮版─

主な訓練法

　口腔構音器官筋力訓練，リズミック・キューイング法，ペーシングボード，プロソディ訓練，バイオフィードバック訓練など．

《用語解説》 嗄声の種類とその尺度(GRBAS 尺度)

　嗄声とは文字通り「声が嗄れる」ことを指す．しかし，その声の嗄れ方には次のような種類がある．

・総合評価(Grade)：嗄声の程度の全体評価を行う．
・粗糙性嗄声(Rough)：ガラガラ声．声帯振動の左右または前後の不均一による．
・気息性嗄声(Breath)：息漏れ声．声帯の閉鎖が不十分なことによる．
・無力性嗄声(Asthenic)：弱々しい声．声門抵抗が小さく，かつ呼気流が少ないことによる．
・努力性嗄声(Strained)：のどを詰めたような声．声門抵抗が大きいことなどによる．

　嗄声の程度は0〜3の4段階で行い，0は嗄声なし，3は重度を意味する．

15. 脳卒中後のうつ病
poststroke depression

脳卒中後のうつ病とは

　脳卒中後のうつ病（poststroke depression：PSD）は比較的発症頻度の高い感情の障害である．DSM-5 においても「医学的疾患による抑うつ障害」として分類されており，20％前後にみられるといわれている．また別では発症頻度が高い合併症として「うつ病」が挙げられており，リハビリテーションを行うにあたり大きな障害になるとされている．加えて患者の身体機能や認知機能の改善に障害となり，介護者への影響も大きくなるため注意が必要である．また，PSD により自殺を考える人もおり，全体の 7％という報告がある．薬物が要因としてうつ病になる場合もあり，降圧薬，抗パーキンソン薬などの服薬状況にも注意が必要である．

症状

　情動の変化や欲動の変化，思考や認知の変化や異常，身体症状がみられる．例えば「気の滅入るような感じ」，あるいは「何とも重たい気分」といった抑うつ気分，不安・焦燥感，希死念慮・自殺企図などがみられ，意欲も減退し，興味や関心の幅も狭くなる．臨床においては患者の言動や行動の変化に気づかないとハイリスクにつながる可能性が高くなるので注意する必要がある．

PSD の発症部位

・脳卒中急性期：左半球病変，前頭葉
・脳卒中後 3〜6 ヵ月：左右脳半球病変，前頭葉
・脳卒中後 12〜24 ヵ月：右半球病変，前頭葉

　期間による違いがみられ，急性期のうつ病は器質性要因が強く，発症から 1 年以上経過した場合は社会的要因が強いとされている．

主な評価法・検査法 ……………………………………………

◉ハミルトンうつ病評価尺度
  (HAMD：Hamilton Depression Rating Scale)
◉ベックうつ病調査表
  (BDI：Beck Depression Inventory)
◉うつ病自己評価尺度
  (SDS：Self-rating Depression Scale)
◉こころとからだの質問票
  (PHQ-9：Patient Health Questionnaire-9)

対応 ……………………………………………………………

　まず気を付けていただきたいのは，アパシーとの違いである．PSD は前項の説明で述べたアパシーの特徴（意欲がなく無関心な状態で，無為な状況）と似ている面がある．しかし，アパシーにおいては本人は困っておらず，うつ病にみられる，本人が困っており，どうにかしたいという情動的な障害はみられず，その違いから両者を区別する必要がある．

　PSD 患者に対する関わりの留意点として下記が挙げられる．
・励まさない
・安静・休養の保障
・自殺企図の予防
・重大決定の延期（決定困難な場合は援助する）
・マイペースの遵守
・適度な運動（疲労が残らない程度）
・明確な目標を設定し，ゆとりをもって目標達成できるようにする
・失敗体験をさせない
・ひきこもりをさせない

　リハビリテーションにおいて，パーソナリティに合わせた対応をしないと症状を増悪させてしまう可能性がある．患者1人1人の性格や行動を見逃さないよう注意が必要である．

16-1. パーキンソン病
Parkinson's disease

症状

多くが中高年者（50歳以上）に発症し，時に30代や40代といった若年者にも発症することがある．緩徐進行性の変性疾患で無動，安静時振戦，筋固縮，姿勢反射障害の錐体外路症状，自律神経症状等，摂食嚥下障害，構音障害を伴う．症状の進行はHoehn-Yahrの重症度分類（表5）を用いて，説明されることも多い．自律神経症状として，起立性低血圧や便秘，頻尿，発汗異常などがみられる．

表5 Hoehn-Yahrの重症度分類

ステージ	主な症状
I	片側のみに上述のような症状（安静時振戦，筋固縮，動作緩慢）がみられるが，症状は軽く，機能障害は目立たない．
II	症状が両側にみられるようになる．または身体の中心部にも症状がみられる．姿勢反射障害はなし．
III	上述のパーキンソン症状が軽～中等度みられるようになる．また姿勢反射障害も出現してくる．介助なしで生活は概ね可能．
IV	高度のパーキンソン症状を示すようになるが，歩行は介助なしでなんとか可能．日常生活の多くの面で部分的な介助を必要とするようになる．
V	自力では立つことも困難となり，介助がないと寝たきりや車イスでの生活が中心となる．

主な病巣

中脳黒質緻密部のドパミン産生細胞の脱落により生じる．

主な評価法・検査法

安静時振戦，筋固縮などの症状の左右差，心筋シンチグラフィー．

主な訓練法

発話明瞭度改善に対する訓練として，LSVT（Lee Silverman Voice Treatment）がある．

16-2. 筋萎縮性側索硬化症
amyotrohpic lateral sclerosis

症状

　中年期（50歳）以降に多く発症するとされる．緩徐進行性の運動ニューロン疾患で，病名の通り下位運動ニューロン障害の徴候（筋の萎縮）と上位運動ニューロン障害（側索の変性）が進行性に生じることにより，全身の筋が徐々に動かなくなる．しかし，感覚などは侵されない．摂食嚥下障害や構音障害を伴う．

　分類として古典型と進行性球麻痺型が中核だが，非典型例を含めさまざまな病型を示すとされ，球麻痺型，上肢型，下肢型，呼吸筋麻痺型と分類されることもある．そのため，初発症状は身体のいずれかの筋の萎縮と筋力低下を示し，徐々にその他の身体の筋も障害される．また，進行に伴い認知機能障害を示す例もあり，本疾患と前頭側頭葉変性症（frontotemporal lobar degeneration：FTLD）は病因として同じであると考えられるようになってきている．

主な病巣

　上位および下位の運動ニューロンの障害により生じる．運動神経の変性が進行することにより徐々に症状が出現・悪化するものである．運動野や大脳内の錐体路が損傷することにより突然に症状が出現する脳血管障害性の運動障害とは異なる．

主な評価法・検査法

●針筋電図
●改訂 ALS Functional Rating Scale（ALS FRS-R）

16-3. 脊髄小脳変性症
spinocerebellar degeneration

症状

　脊髄小脳変性症は小脳と小脳路の変性により運動失調をきたす変性疾患の総称であり，単一の疾患を指すものではない．企図振戦や歩行障害（よろめくような歩き方（酩酊様歩行）になる），構音障害といった小脳性運動失調による症状で発症し，進行に伴う腱反射の亢進などの錐体路徴候のほかに錐体外路徴候，認知機能低下，摂食嚥下障害，眼球運動障害，自律神経障害なども出現することがある．

　病型は孤発性のもの遺伝性のものなどさまざまであり，発症年齢もさまざまである．

《用語解説》　小脳性運動失調

　脳血管障害や変性疾患などが原因で小脳が損傷し，筋活動の協調に障害が生じることによりみられる症状である．筋緊張低下，体幹失調，平衡機能障害，測定異常，反復拮抗運動不能，運動分解の障害，企図振戦などがみられる．

＊コラム 20＊

錐体路徴候
　錐体路が障害されることにより出現する症状を指す．痙性麻痺，腱反射の亢進，バビンスキー反射といった異常反射の出現などを生じる．

錐体外路徴候
　錐体外路が障害されることにより出現する症状を指す．安静時の不随意運動や筋の固縮，運動の過多もしくは減少を生じる．

　例えるなら，錐体路徴候は TV のリモコンの on-off のスイッチが壊れた状態，錐体外路徴候は TV のリモコンの音量ボタンが壊れた状態である．つまり，on-off のスイッチが壊れると TV を観たくても（運動を行いたくても）TV がつかない（運動が生じない＝麻痺），または勝手に TV がついてしまう（異常反射の出現）．また，TV はつく（錐体路は正常）が，音量ボタンが壊れている（運動の精緻なコントロールができない）と勝手に音が大きくなりすぎたり（運動過多），小さくなりすぎたり（運動減少）する．

88002-193

主な病巣

小脳および脳幹から脊髄にかけての変性により生じる.脳幹や小脳の萎縮の有無や程度を画像の矢状断(正中面)を用いて評価する.萎縮目安として,第四脳室の拡大,小脳の大きさなどをみる.

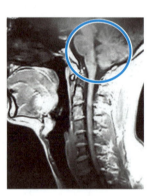

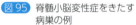
脊髄小脳変性症をきたす病巣の例
頭頸部の矢状面で中脳,橋,延髄の脳幹部のほか,小脳や脊髄の一部を例として示す(○で囲んだ箇所).画像は健常者の MRI T_1 強調画像である.

主な評価法・検査法

- 針筋電図
- 脳の形態画像
- 運動失調の国際評価尺度(International Cooperative Ataxia Rating Scale:ICARS)
- Scale for the assessment and rating of ataxia (SARA)
- unified MSA rating scale (UMSARS)

《用語解説》 神経の変性
　神経細胞や髄鞘が障害や脱落などにより徐々に失われ,機能が低下していくことである.

16-4. 重症筋無力症
myasthenia gravis

症状

　眼筋や全身の筋に易疲労性，日内変動などを呈し，摂食嚥下障害や構音障害を伴う．日内変動がみられることが多く，午前中より夕方のほうが症状が出やすい．Myasthenia Gravis Foundation of America（MGFA）分類によって重症度分類がなされる（表6）．

表6 Myasthenia Gravis Foundation of America (MGFA) 分類

重症度	症状
Class I	眼筋型，眼輪筋の筋力低下も含む 他のすべての筋力は正常
Class II	眼以外の筋の軽度の筋力低下 眼症状の程度は問わない a：四肢・体幹＞口腔・咽頭・呼吸筋の筋力低下 b：四肢・体幹≦口腔・咽頭・呼吸筋の筋力低下
Class III	眼以外の筋の中等度の筋力低下 眼症状の程度は問わない a：四肢・体幹＞口腔・咽頭・呼吸筋の筋力低下 b：四肢・体幹≦口腔・咽頭・呼吸筋の筋力低下
Class IV	眼以外の筋の高度の筋力低下 眼症状の程度は問わない a：四肢・体幹＞口腔・咽頭・呼吸筋の筋力低下 b：四肢・体幹≦口腔・咽頭・呼吸筋の筋力低下
Class V	挿管されている，人工呼吸器の有無は問わない 眼症状の程度は問わない

主な病巣

　神経筋接合部におけるアセチルコリン受容体の減少により生じる．

主な評価法・検査法

- ●筋電図（Harvey–Masland 試験）
- ●抗 AchR 抗体測定
- ●テンシロン試験
- ●血液検査
- ●Quantitative MG (QMG) score

REFERENCES

1) 秋元波留夫，大橋博司，杉下守弘，ほか編：神経心理学の源流 失語編―上．創造出版，東京，1982

2) 秋元波留夫，大橋博司，杉下守弘，ほか編：神経心理学の源流 失語編―下．創造出版，東京，1984

3) 阿志賀大和，大平芳則：仮名ひろいテスト物語文のキーワードごとの想起されやすさに関する検討．明倫紀要 17 (1)：51-53，2014

4) 石合純夫：高次脳機能障害学 第2版．医歯薬出版，東京，2013

5) 伊林克彦：認知症を知る．考古堂，新潟，2011

6) 伊林克彦，相馬芳明：3回の脳梗塞により混合型超皮質性失語を呈した1例．臨床神経学 37 (4)：304-308，1997

7) 大熊輝夫：現代臨床精神医学．金原出版，東京，2011

8) 大東祥孝：前頭葉関連症状と社会行動障害―動機的セイリアンス障害―．高次脳機能研究 32 (2)：212-217，2012

9) 笠原 隆，豊倉 穣，田中 博，ほか：脳外傷後の Balint 症候群に対するリハビリテーションの経験．リハビリテーション医学 43：358-364，2006

10) 鹿島晴雄，大東祥孝，種村 純編：よくわかる失語症セラピーと認知リハビリテーション．永井書店，大阪，2009

11) 鹿島晴雄，種村 純：よくわかる失語症と高次脳機能障害．永井書店，大阪，2011

12) 柏森良二監修，伊林克彦編：言語障害と画像診断．西村書店，新潟，2005

13) 加藤元一郎：記憶とその病態．高次脳機能研究 28 (2)：206-213，2008

14) 加藤元一郎，注意・意欲評価法作製小委員会：標準注意検査法 (CAT) と標準意欲評価法 (CAS) の開発とその経過．高次脳機能研究 26 (3)：310-319，2006

15) 苅安 誠監訳：運動性構音障害―基礎・鑑別診断・マネージメント―．医歯薬出版，東京，2004

16) 河村 満編：急性期から取り組む高次脳機能障害のリハビリテーション QOL向上のためにいますぐできる日常生活援助．メディカ出版，大阪，2010

17) 河村 満編著：メディカルスタッフのための神経内科学．医歯薬出版，東京，2012

18) 木村真人：脳卒中後のうつ病とアパシー．Journal of Japanese Congress on Neurological Emergencies 24：71-77, 2012

19) 後藤祐之，高瀬健一，篠倉直子，ほか：視空間性知覚障害（バリント症候群）を有する脳血管障害者への作業指導の試み．職業リハビリテーション 11：9-15, 1998

20) 小山祐見子：失行を伴った書字障害例に対する訓練課程．認知リハビリテーション 2006：102-112，2006

21) 「神経内科」編集委員会編：高次脳機能障害のすべて．神経内科 68（増）．科学評論社，東京，2008

22) 竹内愛子，河内十郎編著：成人コミュニケーション障害者の理解と援助：失語症を中心に 脳卒中後のコミュニケーション障害．協同医書出版社，東京，1995

23) 奈須野ひかり：失読症の研究―英語圏と非英語圏の諸言語にみる表層性失読―．東京女子大学言語文化研究（Studies in Language and Culture）24：82-103，2015

24) 難病情報センター：重症筋無力症（指定難病 11）．http://www.nanbyou.or.jp/entry/272（2017-01-21）

25) 難病情報センター：脊髄小脳変性症（多系統萎縮症を除く）（指定難病 18）．http://www.nanbyou.or.jp/entry/4880（2017-01-21）

26) 日本神経学会監修：筋萎縮性側索硬化症診療ガイドライン2013 1.疫学，亜型，経過・予後，病因・病態．南江堂，東京，2013

27) 日本神経学会監修：筋萎縮性側索硬化症診療ガイドライン2013 2.診断・鑑別診断・検査．南江堂，東京，2013

28) 日本精神神経学会日本語版用語監修，高橋三郎，大野　裕監訳：DSM-5　精神疾患の診断・統計マニュアル．医学書院，東京，2014

29) 波多野和夫：Wernicke-Lichtheim の図式について―失語学入門―．認知神経科学 8（3）：199-203，2006

30) 波多野和夫：失語症の言語症状．新興医学出版社，東京，2011

31) 波多野和夫，中村　光，道関京子，ほか：言語聴覚士のための失語症学．医歯薬出版，東京，2013

32) 東谷則寛，浅野紀美子，滝沢　透，ほか：非失語性呼称障害とその周辺．失語症研究 6（2）：1046-1048，1986

33) 平林　一，稲木康一郎，平林順子，ほか：脳血管障害患者における注意障害のリハビリテーション．失語症研究 18（2）：127-135，1998

34) 平山恵造，田川皓一編：脳卒中と神経心理学．医学書院，東

京，1995

35) 廣瀬　肇監修，岩田　誠，小川　郁，ほか編：言語聴覚士テキスト第2版．医歯薬出版，東京，2011

36) 福井國彦監修：老人のリハビリテーション　第7版．医学書院，東京，2008

37) 福居顯二監訳：前頭前皮質　前頭葉の解剖学，生理学，神経心理学．新興医学出版社，東京，2006

38) 福井次矢，黒川　清日本語版監修：ハリソン内科学　第3版．メディカル・サイエンス・インターナショナル，東京，2009

39) 藤田郁代，関　啓子編：標準言語聴覚障害学　高次脳機能障害学．医学書院，東京，2012

40) 藤田郁代，立石雅子編：標準言語聴覚障害学　失語症学．医学書院，東京，2013

41) 牧山　清：嗄声の聴覚心理的評価（GRBAS尺度）．日耳鼻115：930-931，2012

42) 宮森孝史監訳：右半球損傷　認知とコミュニケーションの障害．協同医書出版社，東京，2007

43) 森岡悦子，金井孝典，山田真梨絵：視覚失語に移行した連合型視覚失認の1例．高次脳機能研究32（2）：328-336，2012

44) 山鳥　重：失語症における保続の役割．失語症研究7（1）：25-29, 1987

45) 山鳥　重：記憶の神経心理学．医学書院，東京，2002

46) 山鳥　重：神経心理学入門．医学書院，東京，1985

47) 吉residence眞理子，山鳥　重，高岡　徹：純粋失読のリハビリテーション：単語全体読み促進を目ざしたフラッシュカード訓練とMOR法による検討．失語症研究19（2）：136-145，1999

48) 四元孝道，窪田正大，浜田博文，ほか：脳血管障害患者における注意障害とペーシング障害の関連性に関する研究．鹿児島大学医学部保健学科紀要20：37-41，2010

49) 「臨床精神医学」編集委員会編：精神科臨床検査法マニュアル．臨床精神医学39（増）．アークメディア，東京，2010

50) Hoehn MM, Yahr MD：Parkinsonism：onset, progression and mortality. Neurology 17（5）：427-442, 1967

51) Jaretzki A 3rd, Barohn RJ, Ernstoff RM, et al：Myasthenia Gravis: recommendation for clinical research standards. Task Force of the Medical Scientific Advisory Board of the Myasthenia Gravis Foundation of America. Neurology 55：16-23, 2000

INDEX

欧 文

— A —

Assessment of Motor Speech
for Dysarthria（AMSD）
.... 170
Auditory Brainstem
Response（ABR）............ 24

— B —

Behavioural Assessment of
the Dysexecutive
Syndrome（BADS）....... 123
Behavioural Inattention Test
（BIT）................................ 32

— C —

Clinical Assessment for
Attention（CAT）............. 28
Clinical Assessment for
Spontaneity（CAS）...... 141
Clinical Dementia Rating
（CDR）............................ 159
Communication ADL Test
（CADL）............................ 72
Computed Tomography（CT）
.... 21

— E —

Exner の書字中枢.............. 106

— F —

Frontal Assessment Battery
（FAB）............................ 124
frontotemporal lobar
degeneration（FTLD）.. 182

— G —

Glasgow Coma Scale（GCS）
.... 23

— H —

Hasegawa's Dementia
Scale-Revised（HDS-R）
.... 159
Hoehn-Yahr の重症度分類
.... 181

— J —

Japan Coma Scale（JCS）.. 23

— K —

Kohs 立方体組合せ検査........ 48

— L —

Lee Silverman Voice
Treatment（LSVT）....... 181

— M —

Melodic Intonation Therapy
（MIT）.............................. 73
Meynert 基底核................. 162

JCOPY 88002–193

189

Mild Cognitive Impairment
(MCI) ······························ 158
Mini-Mental State
Examination（MMSE）··· 158
mixed transcortical aphasia
(MTA) ······························· 87
Magnetic Resonance Imaging
(MRI) ································· 19
Myasthenia Gravis
Foundation of America
（MGFA）分類 ················ 185

─ P ─

Pick病 ····························· 164
Promoting Aphasics
Communicative
Effectiveness（PACE）··· 73

─ R ─

Raven's Colored Progressive
Materices（RCPM）······· 159
Rey 聴覚言語性学習検査（Rey-
Auditory Verbal Learning
Test：RAVLT）············· 150
Rey 複雑図形検査（Rey-
Osterrieth Complex Figure
Test：ROCFT）············· 150

─ S ─

SALA 失語症検査 ················ 72
speech の障害 ··················· 169
Standard Language Test of
Aphasia（SLTA）
························· 60, 71, 103
Standard Processing Test of
Action（SPTA）············· 35
Standard verbal paired-
associate learning test

(S-PA) ······················ 150
Supplementary Tests for
Standard Language Test of
Aphasia（SLTA-ST）····· 170

─ T ─

Token Test ······················ 72
Trail Making Test（TMT）··· 28
transcortical mortor aphasia
(TCMA) ··························· 83
transcortical sensory
aphasia（TCSA）············· 85

─ V ─

Visual Perception Test for
Agnosia（VPTA）············· 49

─ W ─

WAB 失語症検査 ··· 35, 71, 103
Wechsler Adult Inteligence
Scale-Third Edition
（WAIS-Ⅲ）············· 114, 159
Wisconsin Card Sorting Test
(WCST) ······················ 124
Wechsler Memory Scale-
Revised（WMS-R）········ 149

和　文

─ あ ─

アセチルコリン受容体 ········ 185
アナルトリー ····················· 101
アパシー ··························· 180
アミロイドβ蛋白 ·············· 162
安静時振戦 ······················ 181
異常反射出現 ···················· 171
一次聴覚野 ················· 59, 64

標準言語性対連合学習検査‥150
標準高次視知覚検査‥‥‥‥‥49
標準高次動作性検査‥‥‥‥‥35
標準失語症検査‥‥‥60, 71, 103
標準失語症検査補助テスト
‥‥‥‥‥‥‥‥‥‥‥72, 170
標準注意検査法‥‥‥‥‥‥‥28
標準ディサースリア検査‥‥‥170
品詞効果‥‥‥‥‥‥‥‥‥‥112
頻尿‥‥‥‥‥‥‥‥‥‥‥‥181
ブローカ野‥‥‥‥‥‥42, 122
ヘシュル回‥‥‥‥‥‥‥59, 64
弁蓋部‥‥‥‥‥‥‥‥‥‥‥74
扁桃体‥‥‥‥‥148, 149, 151
ベントン視覚記銘検査‥‥‥‥150
便秘‥‥‥‥‥‥‥‥‥‥‥‥181
紡錘状回‥‥‥‥‥54, 56, 107
補完現象‥‥‥‥‥‥‥‥‥‥85
保持‥‥‥‥‥‥‥‥‥‥‥‥147
補足運動野‥‥‥‥‥46, 47, 126
本能性把握反応‥‥‥‥‥‥‥126

一ま一

街並失認‥‥‥‥‥‥‥‥‥‥115
右半球症状‥‥‥‥‥‥‥‥‥34
道順障害‥‥‥‥‥‥‥‥‥‥115

無動‥‥‥‥‥‥‥‥‥‥‥‥181
酩酊様歩行‥‥‥‥‥‥‥‥‥183
物盗られ妄想‥‥‥‥‥‥‥‥162
模倣行動‥‥‥‥‥‥‥‥‥‥131

一や一

誘発性作話‥‥‥‥‥‥‥‥‥155

一ら一

ラクナ梗塞‥‥‥‥‥‥‥‥‥161
ランドマーク失認‥‥‥‥‥‥118
リバーミード行動記憶検査
‥‥‥‥‥‥‥‥‥‥‥‥‥150
利用行動‥‥‥‥‥‥‥‥‥‥131
両側上位運動ニューロンの障害
‥‥‥‥‥‥‥‥‥‥‥‥‥171
両側前頭葉眼窩部‥‥‥‥‥‥46
臨床認知症評価法‥‥‥‥‥‥159
例外語‥‥‥‥‥‥‥‥‥‥‥110
レヴィー小体‥‥‥‥‥‥‥‥166
レーヴン色彩マトリックス検査
‥‥‥‥‥‥‥‥‥‥‥‥‥159
レム睡眠時行動障害‥‥‥‥‥166
老人斑‥‥‥‥‥‥‥‥‥‥‥162
ロゴジェン・モデル‥‥‥‥‥73

前頭側頭型認知症	131
前頭側頭葉変性症	182
前頭葉	17
前頭葉眼窩皮質	148
前頭葉眼窩部	47
前脳基底部	30
相互活性化モデル	73
測定障害	175
側頭葉	17
素材失認	66
粗糙性嗄声	171

一 た 一

体幹の失調	175
帯状回	32, 46, 47, 83, 130
大脳	16
タウ蛋白	162
他人の手徴候	127
多弁	76, 85
逐次読み	105
地誌的失見当	115
抽象語理解力検査	72
中心前回下部	74
中脳黒質緻密部	181
聴覚走査法	27
聴覚連合野	59
鳥距溝	70
聴性脳幹反応	24
聴放線	64
転移課題	144
島	42
頭頂葉	17
透明文字盤	27
トライアングル・モデル	73
努力性嗄声	173

一 な 一

なぞり読み	105, 106

ナビゲーション障害	119
二重経路モデル	73
日本式昏睡尺度	23, 24
乳頭体	149, 151, 156
認知神経心理学的アプローチ	73
認知神経心理学的モデル	93, 95, 97, 108, 110, 112
脳幹	16, 22, 26, 30
脳神経	16
脳波	26
脳梁膝部	126, 127, 130
脳梁膨大	119
脳梁膨大部	58, 104
脳梁離断症状	127, 128

一 は 一

パーキンソン症状	166
把握反射	126
徘徊	162
爆発性起声	175
発汗異常	181
発語失行	74
発話速度低下	171, 172, 175
発話速度の異常	173, 177
発話の加速現象	174
反響言語	85
反社会性行動	164
反射の減弱または消失	172
半側空間無視	32, 115
半卵円	66
被害妄想	162
非規則語	108
非語	108, 110, 112
非語彙経路	93, 108, 112
ビタミンB1	156
病識の欠如	156
標準意欲評価法	141

声の大きさ・高さの単調性
………… 171, 172, 174, 177
声の大きさの異常 …… 174, 175
声の大きさの変動 ………… 173
語音弁別検査 ………………… 60
語間代 ………………………… 139
語義理解 ……………………… 89
語新作 ………………………… 76
語性錯語 ……………………… 76
語頭音ヒント ………… 74, 76

ーさー

再生 …………………………… 147
錯語 …………………………… 91
作話 …………………………… 156
作動記憶障害 ………………… 153
左右の認知障害（左右失認）
……………………………… 168
三角部 ………………………… 74
視覚失調 ……………………… 120
視覚性注意障害 ……………… 120
刺激法 ………………………… 73
自己修正 ……………………… 78
自殺企図 ……………………… 179
視床 ……… 32, 91, 149, 151, 156
視床下部 ……………………… 156
姿勢反射障害 ………………… 181
失演算 ………………………… 114
失顔症 ………………………… 56
失行 …………………………… 145
失構音 ………………………… 101
失語症語彙検査 ……………… 71
失語症構文検査 ……………… 72
失算 …………………… 145, 168
失書 …………………… 145, 168
失調性歩行 …………………… 175
嫉妬妄想 ……………………… 162
失文法 ………………………… 74

実用コミュニケーション能力
検査 ………………………… 72
自発性作話 …………………… 155
遮断除去法 …………………… 73
ジャルゴン …………………… 76
重度失語症検査 ……………… 71
手指失認 ……………………… 168
手段的日常生活動作 ………… 158
受容性失音楽 ………………… 65
純音聴力検査 ………………… 60
純粋語唖 ……………………… 101
上位運動ニューロン ………… 171
上位運動ニューロン障害 …… 182
上縦束 ………………………… 35
常同言語 ……………………… 80
上頭頂小葉 …………………… 44
小脳 ……………………… 2, 175
情報処理過程モデル ………… 73
触覚性呼称障害 ……………… 145
自律神経症状 ………………… 181
神経筋接合部 ………………… 185
神経原線維変化 ……………… 162
深昏睡 ………………………… 22
新造語 ………………………… 97
深部反射の亢進 ……………… 171
遂行機能障害 ………………… 123
錐体外路 ……………………… 173
錐体外路徴候 ………………… 183
錐体路徴候 …………………… 183
精神性注視麻痺 ……………… 120
脊髄 …………………………… 16
脊髄神経 ……………………… 16
接近行為 ……………………… 78
前向性健忘 …………………… 156
線条体 ………………………… 32
選択性注意 …………………… 32
前頭眼野 ……………………… 32
前頭前野 …………………… 17, 122

異同判断 ······························ 144
易怒性 ································· 137
意図性保続 ························· 139
意味性認知症 ····················· 110
意欲の低下 ························· 162
ウェクスラー記憶検査法 改訂版
···························· 138
ウェルニッケ野 ··············· 59, 85
迂回言語（迂言）················· 82
運動ニューロン疾患 ············· 182
縁上回 ······ 42, 48, 76, 78, 106
折り畳みナイフ現象 ············· 171
音韻性錯語 ············· 76, 78, 97

― か ―

下位運動ニューロン ············· 172
下位運動ニューロン障害 ······ 182
改訂 長谷川式簡易知能評価
スケール ······················· 159
海馬 ······ 147, 149, 151, 162
海馬傍回 ··························· 147
開鼻声 ······················ 171, 172
角回
··· 48, 76, 104, 106, 107, 114, 168
下頭頂小葉 ························· 116
かなひろいテスト ················· 29
眼窩部 ······························ 125
環境依存症候群 ··················· 131
環境音 ······················ 61, 62, 64
喚語困難 ····························· 89
慣習的動作 ························· 145
感情失禁 ···························· 161
間代性保続 ························· 139
記憶障害 ····················· 147, 162
希死念慮 ··························· 179
規則化傾向 ··························· 95
規則語 ······················ 108, 110
気息性嗄声 ················· 172, 174

吃音 ································· 139
基底核 ······························· 91
基底部 ······························ 125
企図振戦 ···················· 175, 183
機能再編成法 ······················· 73
記銘 ································· 147
逆向性健忘 ························· 156
弓状束 ······························· 42
狭義の聴覚失認 ····················· 61
起立性低血圧 ······················ 181
筋緊張の亢進 ······················ 171
筋緊張の低下 ······················ 172
筋固縮 ······························ 181
近時記憶 ··························· 162
筋の萎縮 ··························· 172
空間性注意障害 ····················· 32
具象性効果 ························· 112
グラスゴー昏睡尺度 ················· 23
形態失認 ····························· 66
軽度認知障害 ······················ 158
傾眠 ································· 22
楔前部 ······························ 119
幻覚 ································· 162
言語音 ·························· 62, 64
言語情報処理過程 ··················· 72
言語情報処理モデル ················· 71
言語中枢 ····························· 71
言語野孤立症候群 ··················· 87
幻視 ································· 166
見当識障害 ························· 156
健忘失語 ····························· 82
語彙経路 ····· 95, 108, 110, 112
構音運動のプログラミング
···························· 101
構音の歪み ··········· 171-175, 177
構成障害 ······················ 146, 168
行動性無視検査日本版 ·············· 32
後頭葉 ······························· 18

JCOPY 88002-193

191

おわりに

　数年前，本学の大学院生 2 人とともに「高次脳機能障害の特徴」について簡略にまとめる作業を行っていた．彼らの大学院修了に伴って一旦頓挫しかけたが，なんとかまとめたいとその後作業を再開した．本書が「高次脳機能障害」を知り，理解する上での一助となれば我々の最大の喜びとするところである．

　「豆ブック」として一冊の書籍になる過程では，お世話になった考古堂書店の佐々木 克氏のご協力に感謝申し上げたい．最後に，本書の作成にあたり貴重なご意見とご指摘を賜った佛教大学の波多野和夫教授，ならびに本書の出版にご理解とご尽力下さった新興医学出版社代表取締役の林 峰子社長に深甚の謝意を表したい．

2018 年 6 月

編著　伊林克彦

【編著者略歴】

伊林　克彦　Katsuhiko Ibayashi
(いばやし　かつひこ)

1947 年	新潟県生まれ
1969 年	全日本スキー選手権大会にて受傷　四肢麻痺となる
1971 年	日本体育大学体育学部体育学科卒業
1972 年	甲府リハビリテーション病院言語科研修生となる
1974 年	新潟大学脳研究所入所　2 年後研究生となる
1985 年	同大学にて学位取得（医学博士）
1989 年	モントリオール大学 Alajouanine 研究所に留学
	Lecours 教授に師事　前頭葉機能について研究
1995 年	新潟リハビリテーション専門学校に勤務
2010 年	新潟リハビリテーション大学大学院　高次脳機能障害コース教授
	新潟リハビリテーション大学　言語聴覚学専攻教授

《著書》
言葉が出ない！（単著）考古堂
言語障害と画像診断（分担）西村書店
よくわかる失語症と高次脳機能障害（分担）永井書店
言語聴覚障害学概論（分担）医学書院
認知症を知る（単著）考古堂

《訳書》
右半球の神経言語学（分担）シュプリンガー・フェアラーク東京
神経心理学を学ぶ人のための基礎神経学　第 2 版，第 3 版（分担）西村書店

---

3 刷　2023 年 2 月 26 日
第 1 版発行　2018 年 11 月 15 日

©2018

高次脳機能障害 豆ブック

(定価はカバーに表示してあります)

編著	伊　林　克　彦
発行者	林　　峰　子
発行所	株式会社 新興医学出版社

〒113-0033　東京都文京区本郷6丁目26番8号
電話　03(3816)2853　　FAX　03(3816)2895

検　印
省　略

印刷 三報社印刷株式会社　　ISBN　978-4-88002-193-5　　郵便振替　00120-8-191625

・本書の複製権・翻訳権・上映権・譲渡権・公衆送信権（送信可能化権を含む）は株式会社新興医学出版社が保有します。
・本書を無断で複製する行為（コピー，スキャン，デジタルデータ化など）は，著作権法上での限られた例外（「私的使用のための複製」など）を除き禁じられています。研究活動，診療を含み業務上使用する目的で上記の行為を行うことは大学，病院，企業などにおける内部的な利用であっても，私的使用には該当せず，違法です。また，私的使用のためであっても，代行業者等の第三者に依頼して上記の行為を行うことは違法となります。
・**JCOPY** 〈出版者著作権管理機構　委託出版物〉
本書の無断複製は著作権法上での例外を除き禁じられています。複製される場合は，そのつど事前に，出版者著作権管理機構（電話 03-5244-5088，FAX03-5244-5089，e-mail：info@jcopy.or.jp）の許諾を得てください。